ゼロから始める
補聴器診療

著

新田清一
済生会宇都宮病院耳鼻咽喉科診療科長

鈴木大介
済生会宇都宮病院耳鼻咽喉科

監修

小川　郁
慶應義塾大学医学部耳鼻咽喉科学教室教授

中外医学社

監修の言葉

　超高齢社会を迎えて，聴覚障害を有する高齢者数は増加の一途を辿っています．WHO（世界保健機構）が示した高齢者のQOLに影響する10大疾病においても，難聴はその7番目に挙げられています．また最近の研究では，高齢者の聴覚障害を放置しておくと，認知機能が低下する，老人性鬱の発症頻度が高くなる，といったことが指摘されています．

　このように聴覚障害は，単に聞こえが悪いことにより本人や周囲の人たちが不便を被るというだけでなく，高次脳機能にもかかわる重大な問題であり，これを社会的な観点から捉えて，早期に医学的・社会的介入をすることが求められている疾患であると言えます．

　このような難聴患者さんの聞き取りを改善する手段として，補聴器は非常に有効です．しかし残念ながら，補聴器に対する一般の方々のイメージは決して良いものではありません．これには，補聴器を付けると年寄り臭く見えるといった審美的な理由も関係しているのでしょうが，なにより，補聴器は役に立たないという印象が巷間に広まっていることが大きな原因です．補聴器は装用してもただうるさいだけだとか，雑音やハウリングがひどいといった負のイメージが定着してしまっていると言っても過言ではありません．

　その背景には，わが国では医師の介入なしに，販売店が直接補聴器を販売しているという実情があります．デパート，家電量販店や眼鏡店での販売，はては通信販売も存在するのが現状です．医師が正しい診断を下し，その処方箋をもって補聴器が使われるのではなく，およそ医療と無関係なところで補聴器販売が行われていることには問題があります．このような補聴器販売の状況は改善されなければならず，今後，国と医学界，補聴器販売業界が手を携えて環境の整備を行っていかなければなりません．

　本文中に詳述されているように，補聴器診療の目的は「患者さんの聞こえの力を最大限に引き出すこと」であり，そのためには「聴覚リハビリテーション」への理解が必要不可欠です．眼鏡が光の屈折を物理的に変えて視力を矯正するのとは異なり，補聴器によって得られる聞き取りの改善は，脳のリハビリテーションによるものです．リハビリテーションですから，脳梗塞をはじめとする他のリハビリテーションと同様に，患者さんには努力が，周囲にはこれをエンカレッジすることが求められます．これまで，患者さんも補聴

器を提供する側もこの点に対する理解が不十分であったことが，補聴器に対する負のイメージを醸成してきたのです．これからは，耳鼻咽喉科医をはじめとする医療者が積極的に介入して，その認識を改めていかねばなりません．

　従来の補聴器診療では，患者さんが「うるさい」「ひびく」などと訴えるとすぐに利得を下げてしまうような対応がなされてきました．しかし，著者の新田清一先生らの外来では，患者さんにとって必要な音の情報は，たとえ多少不快でも最初から入れるという方針が採られています．その上で補聴器を常用させ，頻回に通院してもらいながらこまめに調整を行い，脳の機能変化をうながすという手法で，非常に大きな成果を上げているのです．これは，補聴器診療が「聴覚リハビリテーション」であることを踏まえれば当然のことなのですが，このように基本に忠実な姿勢を貫くことは，ある意味で新しい補聴器診療であると評価できます．『ゼロから始める補聴器診療』と銘打たれた本書では，そのような診療のノウハウについて，文字通りゼロから，わかりやすい解説がなされています．彼らの経験が惜しみなく詰め込まれた本書は，補聴器診療に携わる医療者，補聴器販売業者の方々にとって必携の書となるでしょう．

　本書によって補聴器診療・販売の現状が改善され，一人でも多くの聴覚障害患者さんが適正な補聴器診療を受けられるようになり，より充実した明るい人生を歩まれることを心より期待しています．

　2016年8月
　　　　慶應義塾大学医学部耳鼻咽喉科学教室 教授・診療部長　小川　郁

序文

「補聴器」というとなんだか難しい，よく分からない，というイメージがあるかもしれません．補聴器の構造や原理，フィッティング理論などを全て理解しようとすると，確かに大変な労力が必要です．しかし，臨床に必要な部分に限定すれば，耳鼻咽喉科医を始めとする医療者に必要な補聴器の知識は，決して多くも難しくもなく，至ってシンプルであることがわかります．これは，誰でも習得できるものです．この本を読み終えたときには，そのことを実感していただけると思います．

また，補聴器には残念ながら「高いばかりで役に立たない」「うるさいだけで大して聞こえるようにならない」など一般的に悪いイメージがあり，実際に患者さんが初診時にそのようなことを口にすることも少なくありません．しかし，これは補聴器診療の考え方や方法が誤っているときに生じることが多く，正しい方法に従って行えば，補聴器は患者さんの生活において'なくてはならないもの'になる可能性が十分にあります．ただし，この作業には医療者，特に耳鼻咽喉科医の関わりは必要不可欠です．耳鼻咽喉科医の介入なしでは，フィッティングが成功することは難しいと考えます．その理由をこの本を読んで，是非理解していただきたいと思います．

この本では，補聴器診療における医療者，特に耳鼻咽喉科医の役割や，医療者が知っておくべき補聴器や調整の知識を中心に概説します．補聴器診療に関わるスタッフ，補聴器を調整する補聴器販売店の方にも役に立つものと考えます．この本の目的は，補聴器診療の大まかなイメージをつかんでもらい，補聴器診療の敷居を下げて，取り組みやすくすることにあります．補聴器診療に携わる者なら誰でも，ちょっとした知識と工夫，そして熱意があれば，難聴で困っている方を'幸せ'にすることができると思っています．一方，内容の理解しやすさや受け入れやすさを重視することで，厳密さに欠けてしまった部分もあります．またフィッティングの方法や考え方は複数存在しますが，当科の方法はその一例です．よって，より厳密な理論や様々な方法を知りたい方は，是非成書を参照していただき，さらに知識を深めてください．

2016 年 8 月

済生会宇都宮病院耳鼻咽喉科 診療科長 **新田清一**

CONTENTs

第1章 はじめに:「なくてはならない補聴器」にするために

1. 補聴器はなぜ「役に立たない」と言われてしまうのか? ... 1
2. 'ないよりまし' な補聴器,'ない方がまし' な補聴器とは? ... 2
3. 補聴器による聴覚リハビリテーションには,装用者の頑張りが必要であることを知らない ... 4
4. 適切な補聴器診療には医師のイニシアチブが不可欠 ... 5
5. 補聴器診療の目的 ... 6
6. 補聴器診療の具体的な達成目標〜きこえの力を最大限に引き出す ... 7

補聴器診療の流れ ... 9

第2章 補聴器による聴覚リハビリテーションの適応

1. 補聴器の適応 ... 11
   - 症例 2-1 軽度難聴例 ... 13
   - 症例 2-2 片耳正常だが装用を強く希望した 1 例 ... 14
2. 両耳装用／片耳装用の適応 ... 16

第3章 説明と指導

1. 医師による医学的説明の重要性 ... 17
   - コラム 3-1 〔理論的背景〕「週 1 回調整して 3 カ月通院」と「最初から補聴器を常用」の理論的背景 ... 22
   - コラム 3-2 〔理論的背景〕「長時間装用を続けていくと,難聴の脳が変化して,不快感に慣れていきます.」は本当か? ... 23
2. 方針の提示と患者の選択 ... 25
   - コラム 3-3 〔臨床のコツ〕常用することや利得・出力を上げていくことを希望しない患者にはどう対応するか? ... 26

第4章 器種と装用耳の選択

1. 型式選択の重要性 ... 27
   - 症例 4-1 「補聴器をつけても聞こえない」:高度難聴に CIC ... 27
   - 症例 4-2 「補聴器をつけても聞こえない」:中等度難聴(水平型感音難聴)にオープン型補聴器 ... 29
2. 型式は,まず聴力レベルで選択する〜できれば,少しゆとりをもちましょう ... 30

3 '耳掛け型' が型式選択の基本 31
1 耳掛け型の特徴 31
- コラム 4-1〔豆知識〕 '見た目' に対する最近の補聴器メーカーの動向 32
- コラム 4-2〔アドバンス〕 Receiver in canal (RIC) 33
- コラム 4-3〔豆知識〕 RICのちょっと知っておくといい話「ワイヤーの長さは慎重に決める」......34

4 耳掛け型以外の補聴器の特徴 35
1 耳あな型の特徴 35
- コラム 4-4〔豆知識〕 フルサイズの適応は限定的 36
- コラム 4-5〔マニアック〕 目立たない補聴器（IIC）......37
2 ポケット型の特徴 37
3 オープン型の特徴 38

5 器種選択における患者さんの希望はどうすべきか？ 40

6 補聴器の器械として知っておきたいこと4つ
～チャンネル数，雑音抑制，ハウリング抑制，指向性 41
1 チャンネル数 41
- コラム 4-6〔マニアック〕 チャンネルとバンドの違い 42
- コラム 4-7〔アドバンス〕 調整技術とチャンネル数の関係 42
2 雑音抑制機能 43
- コラム 4-8〔マニアック〕 雑音抑制機能の欠点を利用して，利得・出力調整に用いる 43
3 ハウリング抑制機能 44
- コラム 4-9〔アドバンス〕 ハウリング抑制機能の意外な落とし穴 44
4 指向性機能 45
- コラム 4-10〔豆知識〕 高性能な器種の選択方法 45
5 性能（チャンネル数，機能）の選択 46

7 器種選択の実際 ～当科の方法「比較試聴システム」......47
1 比較試聴システム導入の準備 47
2 比較試聴システムに用いる器種 47
3 補聴器の調整 48
4 比較試聴の実際 48
5 器種の決定 49
6 比較試聴システムによる実績 49
- コラム 4-11〔アドバンス〕 機能の比較試聴 50

8 装用耳の選択 ……………………………………………………………… 51
1 両耳装用と片耳装用について ……………………………………………… 51
2 現在の当科における両耳／片耳装用の選択方法：両耳／片耳の比較試聴 …… 51
3 片耳装用を希望された場合の装用耳の選択 ……………………………… 53

第5章 調整とその評価

1 最終の到達目標とその評価法を知る ……………………………………… 57
1 語音明瞭度曲線測定にて目指すところ …………………………………… 57
2 ファンクショナルゲインは'ハーフゲイン，なで肩'で ………………… 58
　演習：ファンクショナルゲイン（補聴器装用閾値）を決める ……………… 59
　コラム 5-1〔アドバンス〕　高音急墜型難聴のファンクショナルゲインを決める上での注意点 …… 62
　例題 …………………………………………………………………………… 65
　練習問題 1 …………………………………………………………………… 66
　練習問題 2 …………………………………………………………………… 67
　練習問題 3 …………………………………………………………………… 68
3 適正な特性図を知る ………………………………………………………… 69
　コラム 5-2〔アドバンス〕　より正確な利得算出のための補正値 …………… 70
　コラム 5-3〔アドバンス〕　圧縮率について ………………………………… 72
　コラム 5-4〔豆知識〕　ニーポイントとは？ ………………………………… 72
　コラム 5-5〔アドバンス〕　最大出力にも注意する ………………………… 73
　演習：オージオグラムから最終目標とする特性を考える …………………… 74
　練習問題 4 …………………………………………………………………… 75
　練習問題 5 …………………………………………………………………… 77
　練習問題 6 …………………………………………………………………… 79
　コラム 5-6〔アドバンス〕　圧縮率を上げることの問題点 ………………… 81

2 初回調整 …………………………………………………………………… 83
1 装用前に調整者が行う説明 ………………………………………………… 83
　コラム 5-7〔アドバンス〕　患者さんに「補聴器の限界」を強調するべきか？ …… 85
2 補聴器の初期設定 …………………………………………………………… 87
　コラム 5-8〔豆知識〕　ハーフオクターブとは？ …………………………… 87
　コラム 5-9〔アドバンス〕　オープンフィッティングにおける初回調整と注意点 …… 89
　症例 5-1　耳栓の不適合症例① ……………………………………………… 94

	コラム 5-10〔アドバンス〕 耳栓別の音響的特徴	95
	症例 5-2 耳栓の不適合症例②	96

❸ 初回装用時の状態確認と対処 … 98

	コラム 5-11〔豆知識〕 アコースティックダンパーの種類	99
	症例 5-3 「ハウリングがきつくて装用できない」と訴えた例	100
	症例 5-4 「頑張ったが装用できなかった」と訴えた例	102
	症例 5-5 「うるさすぎてつらい．疲れそう」と訴えた例	104
	症例 5-6 「物足りない．もう少し聞きたい」と訴えた例	106
	コラム 5-12〔臨床のコツ〕 装用指導と装用練習	109

③ 再調整 … 111

❶ まずは不適切な調整を知る～不適切な調整とはどのような調整か？ … 111
❷ '補聴器の調整' の目標達成のために必要なこと … 114
❸ '患者の調整' の基本 … 114
❹ 再調整の '第1回目' で，大きな問題を解決する … 115
❺ 再調整の実際：再調整は，装用時間と患者の訴えを確認して実施する … 116

	コラム 5-13〔臨床のコツ〕 なぜ10時間を目安とするのか？	117
	コラム 5-14〔アドバンス〕 装用意欲が乏しいために，装用時間が延びなかったケースへの対処	118
	コラム 5-15〔アドバンス〕 難聴と装用効果の自覚を促すために，補聴器適合検査を活用する（'患者の調整' の方法の1つ）	120
	コラム 5-16〔臨床のコツ〕 「頻回に通院できない」という患者さんに対する説明について	122
	コラム 5-17〔マニアック〕 適合しても，もっと聞き取りたいという患者に対する調整法	124

❻ 再調整において，初期調整終了（最終評価）時までに行うこと … 125

	症例 5-7 「ほとんどつけていませんでした（やる気がなくて）」	126
	症例 5-8 左は装用できたが，右は装用できなかった例	128
	症例 5-9 「ハウリングが鳴りやすくて困る」	130
	症例 5-10 「うるさかったけど頑張ってつけてきました」	131
	症例 5-11 「常用はできているけど，生活音がうるさい」	132
	症例 5-12 「うるさい音は下げたい．テレビはもっと聞き取りやすくしたい」	134
	症例 5-13 「聞き取りはよくなっているがこもり感がつらい」	136
	症例 5-14 「装用前からあるこもり感がつらい」	137
	症例 5-15 「強いて言えば左が聞きづらい？」	139

| 4 | 最終確認 | 140 |

  症例 5-16　「雑音の中だと聞き取れないことがあって不満」 ･････････････････ 141
  コラム 5-18〔アドバンス〕　環境騒音の許容を指標とした適合評価 ････････････ 144
  コラム 5-19〔アドバンス〕　質問紙による適合評価 ･････････････････････････ 145
  コラム 5-20〔臨床のコツ〕　当科における補聴器適合検査の施行時期 ･･･････････ 146

| 5 | 定期的なフォローアップ | 147 |

 ❶ 自分で行うメンテナンス（掃除と乾燥）について ･･･････････････････････････ 147
 ❷ '補聴器が壊れた' という訴えへの対処 ････････････････････････････････････ 148
 ❸ 聴覚管理 ･･･ 149
 ❹ 補聴器の状態確認と効果測定・再調整 ････････････････････････････････････ 149
  コラム 5-21〔理論的背景〕　定期的・長期的にフォローアップを行うと装用効果はさらに
            上がるのか？ ･･ 151

第6章　当科補聴器外来の実際～外来運営にあたって留意したこと

| 1 | 耳鼻咽喉科医師（新田）が補聴器外来運営にあたって特に留意したこと | 153 |

 ❶ 言語聴覚士は聴覚リハビリテーションに専従すること ･････････････････････ 153
 ❷ 補聴器診療の考え方を耳鼻咽喉科医師間で一致させること ･････････････････ 155
 ❸ 協力してもらう補聴器業者（補聴器販売店）の数は複数とすること ･････････ 155
 ❹ 耳鼻咽喉科医師と補聴器調整者（言語聴覚士や補聴器業者）の意思の疎通を
  良好にすること ･･･ 156
 ❺ 補聴器診療が十分に行える設備を有すること ･･････････････････････････････ 158

| 2 | 言語聴覚士（鈴木）が補聴器外来運営に関して特に留意したこと | 160 |

 ❶ 補聴器業者と近い距離で臨床を行うこと ･･････････････････････････････････ 160
 ❷ 正確に補聴器周波数特性を測定できること ････････････････････････････････ 160
 ❸ 正確にファンクショナルゲインの測定ができること ････････････････････････ 161
 ❹ 独力で補聴器調整ができること ･･ 161
 ❺ 全メーカーの補聴器を調整できること ････････････････････････････････････ 162
  コラム　当科補聴器診療の方法を導入して～現場の声（アンケート結果） ･･････ 163

補章　補聴器適合検査

| 1 | 補聴器適合検査の指針 (2010) の成り立ち | 171 |
| 2 | 検査項目 | 171 |

| 3 | 各検査法の意義と施行におけるポイント・注意点 ……………………………… 172
  - ❶ 必須検査項目 …………………………………………………………………… 172
    - コラム補-1〔マニアック〕 初回調整時に環境騒音を指標とした適合評価を行う意義 ……… 173
  - ❷ 補聴器の調整状態を確認するための検査 …………………………………… 174
    - コラム補-2〔豆知識〕 カプラ測定と実耳測定の違い ……………………………… 176
  - ❸ その他の検査 …………………………………………………………………… 177

参考資料 …………………………………………………………………………………… 179
文献一覧 …………………………………………………………………………………… 181
おわりに …………………………………………………………………………………… 182
謝辞 ………………………………………………………………………………………… 184
索引 ………………………………………………………………………………………… 185

本文中の補聴器などの写真はリオン株式会社のご厚意によりご提供いただきました．

第1章
はじめに：「なくてはならない補聴器」にするために

1 補聴器はなぜ「役に立たない」と言われてしまうのか？

　補聴器に対する世間一般的な印象は，決して良いものではありません．「補聴器は高いばかりで役に立たない」「補聴器はうるさいだけで，ことばは聞き取れない」など，否定的な意見をしばしば耳にします．実際，そのような訴えで，他機関で買った補聴器を持って当科外来を受診する例も少なくありません．何故このようなことが，起きているのでしょうか？

　その原因を端的に言うと，**「補聴器装用に関する正しい知識が周知されていないこと，そのため適切な聴覚リハビリテーションが行われていないこと」**です．聴覚リハビリテーションということばは聞き慣れないと思いますが，簡単に言うと，補聴器を用いて聞き取りを改善させていくトレーニング過程ということになります．

　では，補聴器装用の正しい知識がなく，適切な聴覚リハビリテーションが行われない場合に，どのような補聴器になってしまうのでしょうか？

2 'ないよりまし'な補聴器, 'ない方がまし'な補聴器とは？

他機関で購入した補聴器が「役に立たない」ということで，当科を受診する患者さんは決して少なくなく，過去2年間で，実に136例に及びました．週に1例は受診する計算となります．その患者さんの補聴器を調べてみると，99%の症例は不適切な調整であり，ことばを聞き取るのに適切な調整となっていた症例はたったの1例でした（**図1-1**）．ほとんどの症例，実に93%の症例で利得・出力が不足していることがわかりました（利得・出力については，69頁以降で詳しく説明します）．このような補聴器を装用して検査した結果は**図1-2**のようになります（この見方は第5章で説明します）．また，6%は1kHz付近の中音域のみ音が入りすぎて，低音域と高音域はほとんど音が入っていない不適切な調整となっていました（**図1-3**）．

このような状態では，補聴器を装用しても

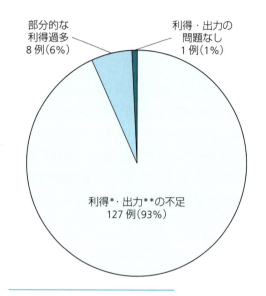

図1-1 「役に立たない」という訴えで受診した患者の補聴器の状態

- 部分的な利得過多 8例（6%）
- 利得・出力の問題なし 1例（1%）
- 利得*・出力**の不足 127例（93%）

***利得**: 入力音に対する増幅量を指します．補聴器調整では，60dBSPL入力時に対する増幅量を利得として考えることが一般的です．これは60dBSPLが会話音圧レベルと概ね同等であるためです．
****出力**: 出力は，一般的に補聴器の出力を指しますが，本著では便宜上90dBSPL入力時の出力音圧レベルとしています．

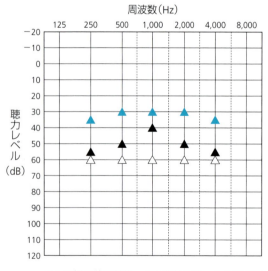

図1-2 利得・出力不足の代表例

▲：目標の装用閾値　△：非装用時　▲：装用時

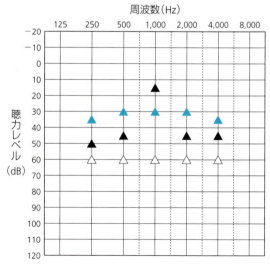

図1-3 部分的な利得過多の代表例

▲：目標の装用閾値　△：非装用時　▲：装用時

十分聞き取れるようになりません．つまり，99％の患者さんにとって補聴器は'ないよりまし'だけど大して役に立たない，場合によっては'ない方がまし'になっていたのです．このような補聴器の調整過程は後述（111〜113頁）することにしますが，'ないよりまし'や'ない方がまし'の補聴器では継続的に使用されることは少なく，多くはタンスの肥やしになります．

　もちろん，世の中の補聴器のほとんどがこのようになっているとは思いませんが，こういう状態の補聴器は決して少なくないことが予想されます．このことは「補聴器は高いばかりで役に立たない」という世間の一般的なイメージからもうかがい知ることができます．

　このような補聴器の調整を行った調整者も，わざとこの調整にしたわけではないと思います．では何故，このような調整になってしまうのでしょうか？

3 補聴器による聴覚リハビリテーションには，装用者の頑張りが必要であることを知らない

'ないよりまし'や'ない方がまし'な補聴器の調整になってしまう原因の一つは，装用者に「**補聴器により聞き取りを改善させるためには，不快感をある程度我慢して，頑張らなければいけない**」という認識が不足していることです．

難聴者がことばを聞き取るためには，聞き取りに十分な音量を補聴器で入れる必要があります．難聴のレベルにもよりますが，ある程度大きな音が補聴器から入るわけです．そのような音を補聴器から入れると，ことば以外のいろいろな環境音や雑音が当然聞こえてきます．この雑音は最初は不快で煩わしいのですが，補聴器装用を継続することで慣れて，徐々に不快感は減っていきます（この経過は後に説明します）．ですが，このことを装用者は知らないので，調整者に対して「音がうるさい，煩わしいので何とかしてくれ」と訴えます．調整者は補聴器販売者であることが多いので，装用者（お客さん）の言うことは無視できません．よって，特に気になることが多い高音（食器の音や水の音など）や低音（換気扇の音や車の音など）の雑音を下げるために，補聴器の高音域と低音域を下げる調整を行います．そして，ことばの聞き取りに重要な中音域はなるべく下げない，もしくは中音域のみ上げていくのです．このようなことを繰り返していくと，結局**図1-4**のような補聴器適合検査の結果となります．装用時と非装用時で音とことばの聞き取りがあまり変わらないという結果です．このような補聴器を装用した場合に患者さんは，「音は少し大きくなるけど，ことばの聞き取りはあまり変わらない．ないよりましだけど……」と訴えます．いわば'ないよりまし'な補聴器になってしまうのです．「装用するとかえって聞き取りづらくなる」という'ない方がまし'な補聴器になることもあります．

図 1-4 役に立たない補聴器の検査結果

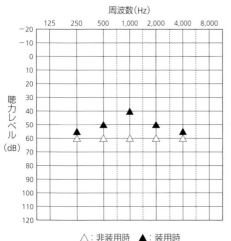
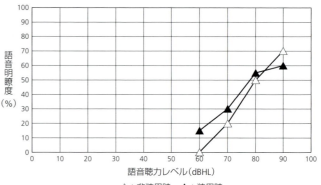

4 適切な補聴器診療には医師のイニシアチブが不可欠

　では，ことばの聞き取りを改善させる，適切な補聴器による聴覚リハビリテーションを行うためには，何が必要でしょうか？

　我々が最も重要で，必要不可欠と考えているのは，耳鼻咽喉科医がイニシアチブを取って補聴器診療を進めていくことです．具体的に行うことは，以下の2つです．

❶ 患者への適切な説明と指導→「頑張って常用・通院を！」
❷ 調整が'ないよりまし''ない方がまし'になっていないか，チェックする

図1-5 耳鼻咽喉科医が行うべき2つのこと

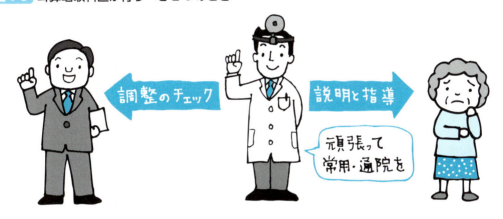

　この2つは，医療者が行う必要があります．特に，説明と指導については耳鼻咽喉科医が行わなければ効果は期待できません．その詳細については，第3章以降で説明していきます．また，正しく調整が行われているかをチェックすることも，当然医師の責務です．「補聴器調整のチェックなんて，難しくてよくわからない，面倒だ」という先生もいらっしゃるかもしれませんが，それがシンプルで難しくないことを，是非この本で理解してもらいたいと思っています．

5 補聴器診療の目的

では，補聴器診療で何を目指していくのか，ここで考えていきましょう．当科においては，補聴器診療の目的を以下のように掲げています．

> 目的「難聴によって生活に不自由している・困っている患者の聞き取りを，補聴器を用いることで改善させること，そして困っている患者に幸せになってもらうこと」

難聴者が難聴によって困っていること，不自由していることは，ことばの聞き取りが悪いことです．したがって，補聴器による聴覚リハビリテーションによって，ことばの聞き取りを改善させていくことが，中心となります．ただ人によっては，ことばの聞き取り以外で不自由を感じていることもあります．例えば，職業上の問題（高音のアラーム音が聞こえないと仕事で困る看護師の例）などです．よって，難聴者が難聴によって何に困っているかを明確にして，それに対応していくことが重要です．

最終的には難聴者が幸せになること，これが究極の目的と言えます．

6 補聴器診療の具体的な達成目標～きこえの力を最大限に引き出す

前述の目的達成のために，医療者は何ができるでしょうか？　目的が崇高でも，それが具体的でなければ達成はできません．我々は具体的な達成目標を以下のことと考えています．

医療者が補聴器によってできること・行うべきこと
　➡ 患者さんの持っているきこえの力を最大限に引き出すこと

では，補聴器によって「患者のきこえの力を最大限に引き出す」とはどういうことでしょうか？　我々は補聴器による聴覚リハビリテーションの評価を補聴器適合検査（補章）で行っています．以下の2つがその目安になると考えています．

❶ 装用時の語音明瞭度曲線：'会話音圧帯（60dBHL程度）で最良の語音明瞭度'（図1-6a）
❷ ファンクショナルゲイン*：'ハーフゲイン，なで肩'（図1-6b）

図1-6 補聴器が適合している状態 ≒「きこえの力を最大限に引き出す」

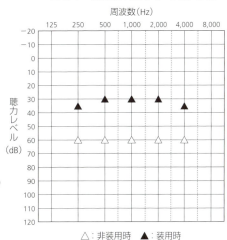

a. 音場での語音明瞭度曲線
△：非装用時　▲：装用時

b. 音場での補聴器非装用時・装用時閾値
△：非装用時　▲：装用時

　現実的に聴覚リハビリテーションによって可能な到達点は，「患者の持っているきこえの力を最大限に引き出すこと」であり，これが目標になります．
　「最大限に引き出す」ことを補聴器適合検査の結果に置き換えると，語音明瞭度曲線において補聴器非装用時の最良の語音明瞭度を，補聴器装用時において会話音圧帯（60dBHL程度）で達成させることになります（図1-6a）．この例では非装用時の最良の語音明瞭度が70％

---

*ファンクショナルゲイン：補聴器装用による利得のこと．補聴器を装用しない状態での聴覚閾値（非装用時閾値）と補聴器を装用した状態での聴覚閾値（装用時閾値）の差で算出する．

（90dBHL）なので，この70％を装用時の会話音圧帯（60dBHL程度）で達成させるということになります．残念ながら，非装用時の最良の語音明瞭度を装用時に大きく超えることはできません．例えば，非装用時の最良の語音明瞭度が70％だった場合，それを装用時に100％にすることは現実的ではありません．

　音場での補聴器装用閾値でいうと，ファンクショナルゲイン*が聴力レベルの半分（ハーフゲイン）程度となります（**図1-6b**）．低音と高音は雑音や響き感を考慮して，ファンクショナルゲインをハーフゲインより5dB程度小さくします．我々はこれを'ハーフゲイン，なで肩'と呼んでいます（もちろん，正式な医学用語ではありませんが）．

　これが補聴器の適合状態であり，目標達成の目安となります．

　この，❶，❷が達成されていれば，'なくてはならない補聴器'となる可能性が高く，我々はこれを目指して補聴器診療を行っています．

　ではこの後，これをどのように達成させていくのか，順を追って説明します．

補聴器診療の流れ

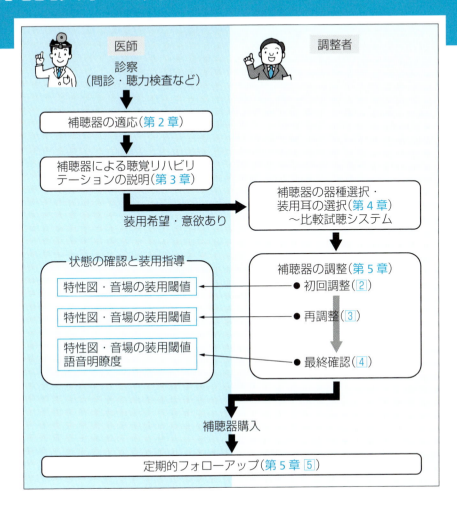

　当科で行っている補聴器診療の流れを図に示しました．これが補聴器診療の全体図になります．
　医師が担当する内容と調整者（言語聴覚士・補聴器業者）が担当する内容について，大まかに分けて記しました．

　補聴器の適応決定は，患者の訴えを問診し，検査結果に基づいて医師が行うことになります．
　補聴器による聴覚リハビリテーションの説明については，まず最初に医師が行うことが重要です（理由は17頁参照）．調整者は，患者・家族の説明内容に対する理解度を確認の上，補足していきます．
　器種選択や装用耳の選択は，両者が協力して行っていくことになります．
　補聴器の調整は調整者が主に担当することになると思いますが，調整やリハビリテーションが適切に進んでいるかどうかを，医師が患者の訴えを聞きながら特性図や適合検査結果を用いて確認し，適宜装用指導を行います．
　本書ではこの流れに沿って，補聴器診療について説明していきます．

第2章

補聴器による
聴覚リハビリテーションの適応

1 補聴器の適応

　補聴器の適応は，医師が問診，耳鏡検査，聴力検査などを行った上で決定します．
　当科では補聴器による聴覚リハビリテーションの適応は，以下の3つを満たした場合と考えています．

❶ **純音聴力検査にて，一側 or 両側に軽度以上の難聴があること**
❷ **難聴により生活に不自由があること**
❸ **その不自由を改善したい意志があること**

　純音聴力検査にて，難聴がなければもちろん補聴器の適応にはなりませんが，難聴が中等度以上だから補聴器を装用した方がよい，というように**聴力レベルだけでは適応を決めることはできません**．
　例えば，両側50dBHL程度の中等度感音難聴があり，医療者から見ると明らかにことばを聞き取りづらそうにしていても，本人が夫婦二人の生活が主なので聞きづらいことで困ったことはない，という場合は，補聴器による聴覚リハビリテーションの適応にはならないと考えています．
　難聴が軽度もしくは一側だから補聴器は必要ない，と医療者が決めるのも問題があります．例えば，**症例2-1**（13頁），**2**（14頁）のように，軽度難聴や一側性難聴でも，補聴器はその方にとってなくてはならないものになる例もあるからです．
　純音聴力検査上，40dBHL以上が補聴器適応の目安であるとする教科書は多いと思います．両側40dBHL以上になると生活における不自由が増えることが多いので，ある意味妥当とは言えます．ただ症例2-1のような軽度難聴でも，聞き取りづらくて不自由を感じることはあります．そのような方が「補聴器の適応ではない」ということになると，生活を改善する手段を失ってしまうわけです．
　またアナログ補聴器しかなかった時代は，軽度難聴にうまく適合させる調整が難しかったことも，40dBHL以上が適応となっていた一つの理由かもしれません．今ではほとんどの補聴器がデジタル補聴器であり，補聴器のテクノロジーの進歩もあって，ほぼどのようなタイプの軽度難聴に対しても，適合可能となりました．テクノロジーの進歩も適応を広げた重要な一因といえます．
　一側性難聴でも症例2-2のように，患者さんにとって補聴器が効果を示す例も少なくあり

ません.

　当科の補聴器装用患者の統計（**図 2-1，2**）を見ても，軽度難聴患者は 238 例（25％），一側性難聴患者は 74 例（8％）と決して少なくありません.

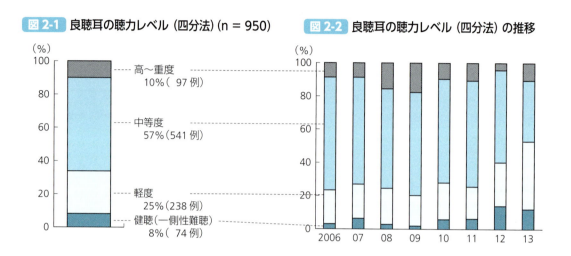

図 2-1　良聴耳の聴力レベル（四分法）(n = 950)
　高〜重度　10％（ 97 例）
　中等度　57％（541 例）
　軽度　25％（238 例）
　健聴（一側性難聴）　8％（ 74 例）

図 2-2　良聴耳の聴力レベル（四分法）の推移

　意外に臨床の場で多いのが，医療者が「難聴が軽度，もしくは一側性だから補聴器は必要ない」と決めてしまい，患者の補聴器装用の機会をつぶしてしまうことです．この場合，医療者には「片方聞こえているから大丈夫」「難聴は軽いので大した不自由はない」という思い込みがあるようです．患者さんに言わせると，「患者自身じゃないのに何故わかる？」ということになってしまいます．難聴により困っている患者に対して，医療者が補聴器装用の機会を奪ってしまうと，行き場がなくなり，患者さんは二度と救われませんので，注意が必要です．

　❸の「難聴による不自由を改善したい意志があること」も極めて重要です．これは，不自由があっても改善したい意志がなければ，後述の聴覚リハビリテーションはうまくいかないからです．よって家族の強い希望があっても，患者に意志がなければ適応ではないと考えています．この場合は，患者とその家族に，後述する補聴器による聴覚リハビリテーションの概要を説明し，良く検討してもらい，患者自身が改善を希望するときに再診してもらっています．

ポイント　難聴があり，不自由があり，改善の意志があるなら試す機会を！

症例 2-1 軽度難聴例

症例：46歳，女性（接客業）

【主訴】
両側難聴

【現病歴】
数年前から難聴を自覚していたが放置していた．最近，仕事上で小声や電話が聞き取りづらく，テレビの音も聞きづらく感じるようになり，来院に至った．

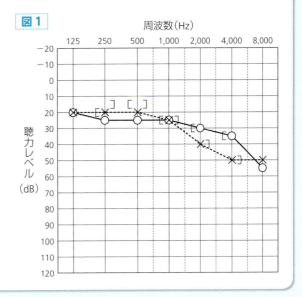

図1

【対処】
補聴器（オープン型）を両耳装用で貸し出した．補聴器装用時閾値にて 20～25dBHL を目標に，3カ月間週1回の頻度で初期調整を行った．

【検査結果】
補聴器装用時閾値にて 25dBHL になり，装用時の語音明瞭度曲線は軽度改善した．

【調整後の訴え】
仕事中は常用しており，会話は不自由ない．テレビの音も問題なく聞き取れるようになった．

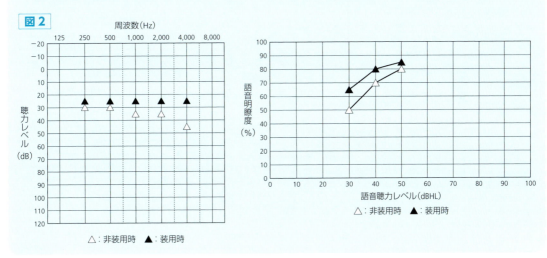

図2

解説　ごく軽度の難聴であるため，仕事上の聞き返しをなくしたいという部分が主でしたが，補聴器を装用することでその点は解消されているようです．

症例 2-2 片耳正常だが装用を強く希望した 1 例

症例：36 歳，女性（受付事務）

【主訴】
左難聴

【現病歴】
5 年前に左突発性難聴に罹患し，入院加療を行うも改善しなかった．仕事上で左から話しかけられると聞きづらいことと音の方向感がわからず，困ってしまうことが多く，来院に至った．

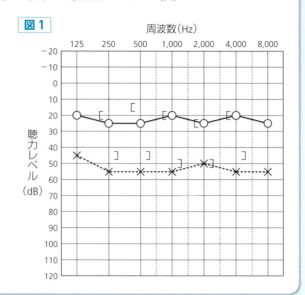

図 1

【対処】
補聴器は耳掛け型，左耳装用で貸し出し，ハーフゲイン程度のファンクショナルゲインと良聴耳である右耳の聴力閾値を目標に 3 カ月間週 1 回の頻度で調整を行った．

【検査結果】
補聴器装用時閾値にて概ねハーフゲイン程度のファンクショナルゲインが得られ，良聴耳の非装用時閾値と同等の装用時閾値が得られるようになった（**図 2**）．語音明瞭度曲線は，良聴耳には及ばないものの，非良聴耳の最良の語音明瞭度を装用時に会話音圧帯で達成している．

【調整後の訴え】
補聴器は常用している．ことばは右ほどではないけど，音はしっかり聞き取れる．

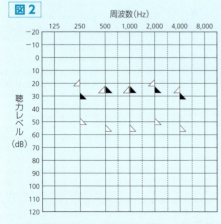
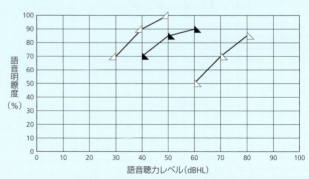

図 2

解説 　一側性難聴例で難聴による不自由を訴えてきたケースには，まず環境調整の仕方を指導して経過をみると良いでしょう（座席の位置の配慮，良聴耳側に雑音の音源を置かない，など）．それでも不自由が改善されない場合には，補聴器を試してみるというのは1つの手だと思います．特にこういったケースは，年齢が若く，仕事をしていることが多いため，一側が健聴であるからといって不自由なく過ごせているとは限りません．一側性難聴で来院するケースの場合，やはり不自由を抱えているからこそ来院しているということを忘れてはならず，'片方聞こえているから，補聴器の適応ではない'ではなく，せめて'試して考えてみては？'という選択肢を提示してあげることが大切と思います．

　左右差が30dBHL以内の一側性難聴例の場合，補聴器装用により良聴耳にかなり近い所まで装用効果を引き出せることも少なくありません．方向感や周辺環境音の聴取は著明に改善することが多いです．語音明瞭度曲線も良聴耳側と全く同じとはいきませんが，本症例のように左右差が小さくなります．

2 両耳装用／片耳装用の適応

両耳／片耳装用については，以下の除外基準を除いて，患者が両耳／片耳を試聴してから決めることが望ましいと考えています．試す機会を与えることが大切であり，最終的には患者自身が決定することになります（第4章51頁，比較試聴の項参照）．

図 2-3 両耳装用の除外基準の目安

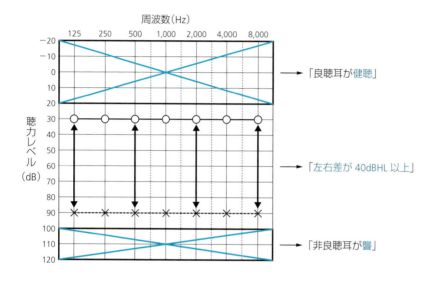

- 良聴耳が健聴（25dBHL 以下）
- 左右差が 40dBHL 以上（患者が希望する場合はこの限りではない）
- 非良聴耳が聾（スケールアウト）

第3章

説明と指導

1 医師による医学的説明の重要性

　第1章で説明したとおり，聴覚リハビリテーション施行において，補聴器で聞き取りを改善していくためには，装用者の頑張りが必要になります．新しく入ってくる音に対する不快感を我慢して長時間補聴器を装用し，それが軽減してくるのを待つことが必要になるわけです．

　このように装用者が頑張ってリハビリテーションを継続していくためには，それに見合った理由やモチベーションが必要です．この理由を医学的に説明して，装用者にモチベーションを与える役割は医療者，特に耳鼻咽喉科医師でなければ務まりません．医学的説明は医師が説明してこそ，装用者は納得するからです．これを調整者（特に販売者）が説明してしまうと，うまくいかない場合に装用者は「調整するものの腕が悪いから」「補聴器の性能が悪いから」「補聴器を売りたいから，そのような言い訳をする」と訴え，聴覚リハビリテーションは継続できません．

　忙しい臨床の中でこのような説明をするのは時間がかかって手間である，という印象があるかもしれません．しかし，慣れれば10分とかからず，その効果は絶大であり，以降の補聴器調整，リハビリテーションには必要不可欠です．しかもこれはリハビリテーションを行う前，最初に行うことが必須です．

　以下，当科で実際に行っている説明（蝸牛障害による感音難聴の場合）を示します．

難聴と聴覚リハビリテーション（脳のトレーニング）について説明

- 「音は耳ではなく，脳で聞いているのです．」（図3-1）

　音は外耳～中耳を通って，蝸牛で電気信号に変換されます．その電気信号が神経を通って，最終的には大脳皮質（聴覚野）に届いて，人間は初めて音を感じます．つまり音は耳ではなく脳で聞いているのであって，耳は音を脳に伝えているだけです．

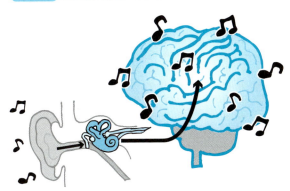

図3-1 音は脳で聞いている

- 「難聴になると，音が脳に届きにくくなり，難聴の脳に変化してしまいます.」（図3-2）

　加齢性難聴など蝸牛に障害が起こると，音は電気に変えられにくくなり，脳に届く電気信号は減ります．それが続くと，聴覚野を含めた聴覚路に変化が起こります．正常な脳から難聴の脳へと変化してしまうのです．

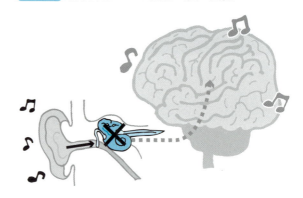

図3-2 蝸牛障害により難聴の脳に変化

- 「聞き取るのに必要な音量を急に入れると，難聴の脳は不快に感じます．そうなると補聴器を装用していられません.」（図3-3）

　ことばを聞き取るためにはある程度の大きさの音を入れる必要がありますが，それを一気に入れてしまうと難聴の脳は極めて不快に感じて，補聴器を長く装用することができません．難聴の脳は静かな環境に慣れているため，急にいろいろな音が入ってくるのを煩わしく感じ，耐えられないからです．

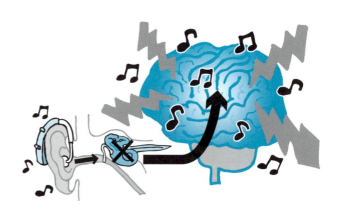

図3-3 必要な音量を最初から入れると不快感が強すぎる

- 「そこで，なんとか我慢できて，かつ効果を実感できる音量から始めることにします.」（図3-4）

　最終的にはハーフゲイン程度の利得を目指しますが，うるさすぎて最初から入れるのは難しいです．またハーフゲインの50％以下にすると，不快感は少ないので装用は可能ですが，聞き取り改善の効果を実感しにくいです．ハーフゲインの70％程度が，何とか長時間装用を我慢できて，かつ聞き取り改善の効果を実感できることが多いので，それを目安にスタートします．

＊ただし個人差があります．長時間装用ができて，聞き取りの改善を実感できれば，70％である必要はありません．個人の我慢の程度や，医師からの説明の仕方などでその割合は変わると思いますので，実際に臨床をしながら，最適な値を見つけてみてください．

図 3-4 初回調整時の利得と患者の訴え

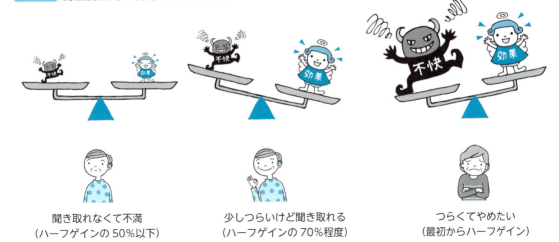

聞き取れなくて不満
（ハーフゲインの 50%以下）

少しつらいけど聞き取れる
（ハーフゲインの 70%程度）

つらくてやめたい
（最初からハーフゲイン）

● 「最初の 1，2 週間が最もいろいろな雑音が気になりつらいときですが，それを過ぎると，慣れが進んでいきます．私たちも応援するので，ぜひこの期間，頑張って補聴器を付けて下さい．」

ハーフゲインの 70%程度は何とか我慢できるレベルではありますが，それでも補聴器がない状態よりは，急にたくさん音が入るので，当然煩わしく感じます．ただ常用して継続していくことで，多くの人が 3，4 日で少しずつ慣れてきて，1～2 週間でさらに慣れが進みます．難聴の脳が変化していくからです（後述のコラム 3-1，22 頁参照）．

ですので，最初の 1，2 週間が装用者にとって頑張り時であり，医療者・調整者もこの時期のフォローアップは欠かせません．

● 「その後は，頻回に（できれば週 1 回）通院をしてください．少しずつ音を大きくしていき，難聴の脳を徐々に変えて，正常な脳に近づけていきます．」（図 3-5）

1，2 週間である程度補聴器の音に慣れてきた後は，さらに徐々に音を上げ，目標の音量まで近づけていきます．その間の調整間隔ですが，後述のコラム 3-1 にあるように，週に 1 回が最も効率的と言えます．また週 1 回の頻度で調整すると無理に大きく音量を上げなくて済むので，患者さんが不快を感じる機会が減るというメリットもあります．

図 3-5 少しずつ音を大きくして，正常なきこえの脳に近づけていく

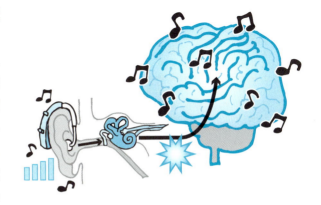

- 「これは，脳を変える治療ですから，始めから長時間装用，できれば常用することが望ましいです．色々な場所で積極的に装用してください．特に，会話・コミュニケーションが重要です．」

装用する時間が長くなればなるほど，難聴の脳が変化して，不快感に慣れていきます．後述のコラム 3-1（22 頁参照）にあるように，適切に調整されている補聴器なら，最初からほとんどの人が常用可能です．逆に装用時間が短いと慣れは進まず，音量を上げていくこともできないので，結局聞き取りの改善に至りません．

また常用をしていても，家に閉じこもって音を聞く機会がなければ，聴覚リハビリテーションは進みません．不快感に慣れませんし，効果を実感する機会も少ないので，モチベーションも上がりません．ことばを聞き，ことばを話すというコミュニケーションの機会が多い方が，脳のいろいろな部分を使うことになり，聴覚リハビリテーションが進むでしょう．

- （最後にモチベーションを上げるために）「歳だからといってあきらめる必要はありません．何歳になっても脳は変えることができます．また，頑張った分だけ効果として自分に返ってきますので，是非一緒に頑張りましょう．」

特に高齢者は，「歳だからそんなに頑張っても効果は出ないのでは？」と思っています．確かに悪くなった耳（蝸牛障害）は治りません．また限界があるのは事実です（最良の語音明瞭度は大きく改善しない，など）．最初から限界の話をされて，頑張れる人はなかなかいません．「今よりは改善する」ことは事実なので，継続してもらうためにモチベーションを上げるのも，医療者の役割ではないでしょうか．

ポイント

① 3ヵ月間，頻回（できれば週 1 回）に通院して調整

'ハーフゲイン，なで肩'（58 頁参照）を目指して徐々に音を大きくしていき，聞き取りを改善させる．

② 補聴器の常用（朝起きてから寝るまで）

なるべく早く脳を不快感に慣らしていく（脳を変えていく）ためには，常用が望ましい．最初の 1，2 週間は特にいろいろな音が大きく，煩わしく感じるが，常用によって脳が変わっていくと，その不快感は減っていく．脳が変わっていくからである．また，蝸牛障害は改善しないが，脳は何歳になっても変えることができる（モチベーションを上げることも大切！）．

図3-6 補聴器フィッティングのイメージ

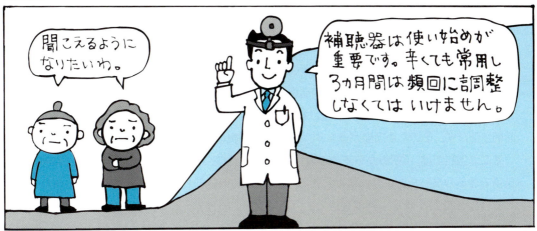
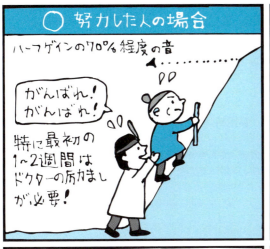
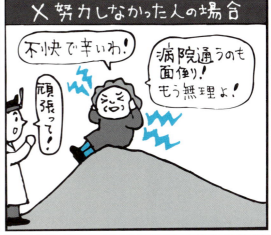
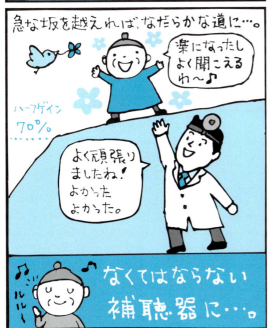
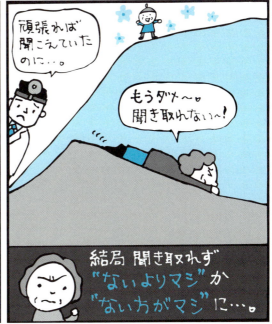

コラム 3-1　理論的背景

「週1回調整して3カ月通院」と「最初から補聴器を常用」の理論的背景

補聴器の装用初期は，ことばだけでなく周囲の雑音も急に大きくなるために，音に対する不快を感じやすいものです．そのため以前の装用指導は「短時間，静かなところから開始して，慣れてきたら徐々に装用時間を延ばし，使用環境を広げていく」としていました．全国的にもこれが一般的な指導と思われます．しかし，患者さんによってはなかなか装用時間が延びず，そのため調整が進まず，装用中止の原因となっていました（表）．

そこで当科では，「初めからできる限り長く装用」する指導に変更して，患者がどの程度装用できるか試したところ，ほとんどの患者が最初から長時間装用可能であることがわかりました（図1）．また1週間程度でその調整状態に慣れて（図2），最終的には2～3ヵ月で補聴器の音にほぼ慣れることがわかったのです（図3）．

よって現在では，「初めからできる限り長く装用，積極的にいろいろな場面で装用するように」という指導で行っています．それによって，調整は効率よく早く進み，患者さんも装用効果を実感しやすくなりました．また，患者さんのモチベーションは保たれて，装用中止となるケースが少なくなりました．

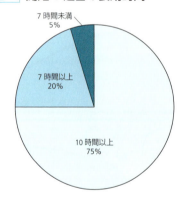

図1 開始1週目の装用時間

表 装用時間が短いと，なぜうまくいかないか？

① 補聴器になかなか慣れない（不快感が持続しやすい）ので，利得・出力をなかなか上げられない
　→ 調整期間が延びる，間延びしてしまう
② 生活の様々な場面で使用できないので，装用効果を実感できない
　→ 装用のモチベーションが下がり，止めてしまう
③ 生活の様々な場面で使用できないので，補聴器の問題点が出にくい
　→ 問題点に応じた調整ができないので，調整のレベルが上がらない

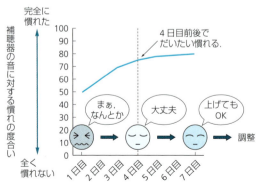

図2 1週間の慣れの変化

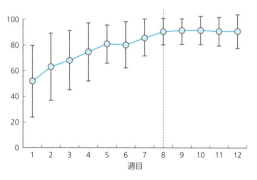

図3 補聴器の音に対する慣れの変化

（岡崎　宏，新田清一，鈴木大介，他．補聴器の初期調整時の装用時間と音に対する慣れの検討．Audiology Japan. 2014; 57: 71-7.）

コラム 3-2　　　　　　　　　　　　　　　　　　　　　　　　　　理論的背景

「長時間装用を続けていくと，難聴の脳が変化して，不快感に慣れていきます．」は本当か？

「長時間装用を続けていくと，難聴の脳が変化して，不快感に慣れていきます．」という説明は，患者説明・指導の中でもキーポイントになります．臨床的には日々感じていることですが，より説得力を上げるために，それについて臨床研究を行いました．

結果の一つは，補聴器の音に対する慣れ（コラム 3-1 図 3）です．長時間装用により，慣れは徐々に進んでいきます．2 カ月ぐらい経つと，ほぼ慣れた状態になることがわかりました．

日常生活の雑音（図1）に対する慣れについても調べてみました．その結果が，図2 です．これは補聴器適合検査の「環境騒音の許容を指標とした適合評価」を用いた研究です（コラム 5-18，144 頁参照）．この検査は，朗読音（65dB）と環境騒音（50dB，55dB，60dB）を同時に呈示して，補聴器使用の可否を問うものです．騒音は駅，道路，レジ袋，食器の 4 種類（図1）で，50dB は通常の騒音，55dB はやや劣悪な騒音，60dB はより劣悪な騒音を想定しています．装用初日は，対象 63 例のうち，約 2 割の症例が通常の騒音でも装用できないと答えています．一方，劣悪な騒音でも大丈夫な症例は 30％です．それが 3 カ月後には，補聴器の利得がより大きくなっているにも関わらず，装用できないと答えた患者は 0 となり，56％の症例が劣悪な騒音でも大丈夫になっています．その間，悪化した症例は 1 例もいませんでした．長時間装用で脳が変化して，不快感が減少したということを裏付ける結果になっていると思われます．

図1　提示する騒音の種類

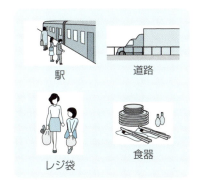

図2　許容できる騒音レベルの経時的変化

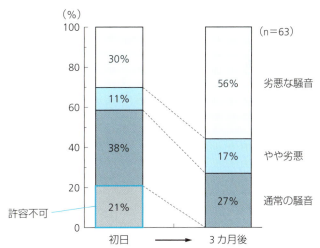

より大きな音に対する不快感はどうでしょうか？これは不快閾値の変化で調べることができます．その結果が図3です．環境騒音の検査と同じ対象で調べてみました．63例の不快閾値の平均は良聴耳，非良聴耳ともに有意に上昇しています．個々の症例でみますと，4周波数の平均で10dBHL以上上昇したのは63例中17例(27%)にも及びました．この結果により，補聴器の長時間装用にて脳が変化をして，より大きい音も聞くことができるようになったと解釈できると思います．

図3 不快閾値（4周波数平均）の変化

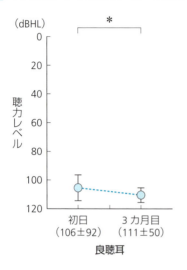
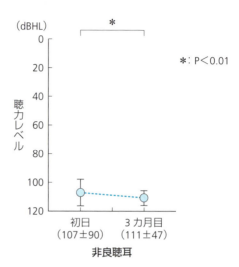

2 方針の提示と患者の選択

「どのようにフィッティングを行えば，どのようになる可能性が高いか」を説明し，患者さんに対して**選択肢を提示することが耳鼻咽喉科医の大事な役割**です．どの選択肢を選ぶとどうなるのか，その未来予想図を正確に伝えることを医療者である耳鼻咽喉科医が行う必要があります．ただしそれを選択するのはあくまでも患者さん自身であり，医療者や調整者，家族が決めることではありません．

基本は頻回（週1回が効率的かつ患者さんの不快感は少ない）に3カ月通院して，その間は常用してもらうことです．そうすると患者さんにとって，'なくてはならない'補聴器となるはずです．

頻回に通院できないとどうなるでしょうか．一つは効率よく調整が進まず長期化して，十分に利得や出力が上がらないために，'ないよりましな'補聴器となってしまいます．また，間延びしてしまい，途中で投げ出してしまうこともあり，結果的に装用しない'タンスの肥やし'になる可能性があります．

短時間装用しかできない，もしくは頻回に付け外しをしてしまうと，どうなるでしょうか？一つは，脳が変わっていかない（不快感に慣れない）ので利得・出力を十分に上げられない

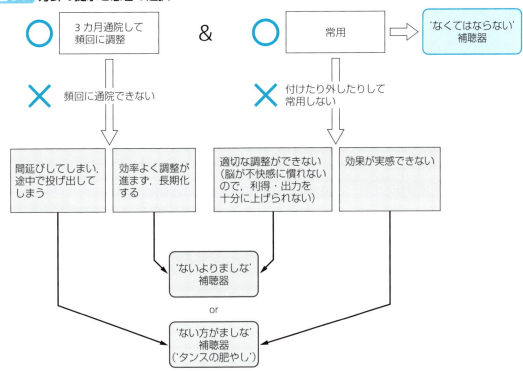

図 3-7 方針の提示と患者の選択

ため，ことばが聞き取れる適切な調整となりません．そうすると，結局効果を十分感じられない'ないよりましな'補聴器となります．また，効果を実感する場面が少なくなり，だんだん装用するモチベーションも落ちてきて，'タンスの肥やし'になってしまうでしょう．

コラム 3-3

臨床のコツ

常用することや利得・出力を上げていくことを希望しない患者にはどう対応するか？

「いつも補聴器が必要なわけではない」「雑音がうるさいから音を下げたい」「少し聞こえれば良い」と訴え，常用を拒否したり，利得や出力を上げることを望まなかったりする患者も少なくありません．そのような患者の訴え通りにした場合，十分に利得や出力を上げられないためにことばの聞き取りが不十分となり，結局は'ないよりまし'だが大して役に立たない補聴器になってしまうことが多いです．よって，対応として，

①「少なくとも初期調整の期間（2～3カ月が目安）は頑張って常用してもらい，十分な利得や出力となる調整を行い，きこえの力を最大限に引き出しましょう．その状態を知ってもらった後に，補聴器を必要なときのみ使用するのは自由ですし，利得や出力を下げる調整を希望するなら行います．」

②「十分に利得や出力を上げることができないとことばの聞き取りが不十分となり，'ないよりまし'だが大して役に立たない補聴器になってしまう可能性がありますが，それを了承の上でしたら，そのようにしましょう．」

と説明し，患者に検討・選択してもらうようにしています．

ここで最も重要なことは，この説明は耳鼻咽喉科医が行わなければならないことです．これを調整者や販売者が行っても，患者さんは決して納得しません．ここにも，耳鼻咽喉科医の関わりが補聴器診療に必要不可欠である理由があります．そして選択肢を与え，あくまでも患者自身が納得の上，方針を決定することも肝要と考えています．

第4章 器種と装用耳の選択

1 型式*選択の重要性

*器種とは，メーカー・型式・性能によって区別される個々の補聴器のこと．型式とは，補聴器の型状のこと（耳あな型，耳掛け型，ポケット型の3種類に分かれる）．

　型式選択において最も重要なことは，患者さんの聴力レベル・聴力型に適応となる型式を選ぶことです．患者さんの希望は適応となる型式から選択することになります．極めて当たり前のことですが，これが守られていない例が少なくありません．第1章でも紹介した他機関で購入した補聴器が「役に立たない」ということで受診した136例中，型式の選択に誤りがあったのは実に59例（43％）も存在しました．まずは失敗例をみることで，型式選択は決して間違ってはいけないことを認識しましょう．

 型式選択の失敗に学ぶ！

症例 4-1 「補聴器をつけても聞こえない」：高度難聴にCIC

症例：85歳，女性（無職）
【主訴】
両側難聴
【現病歴】
数年前より難聴の自覚はあったものの，長らく放置していた．最近，聞き取りが不自由になり，電器店を訪問した．店員に勧められた耳あな型補聴器（CIC）を左耳に購入したが，聞き取りは改善しなかった．その後，同店において右も補聴器をつけないと改善しないと言われ，右耳と同じ器種を購入した．しかし，聞き取れるようにはならず，調整希望で来院となった．
【補聴器】
耳あな型（CIC），両耳装用（1台あたり450,000円）

【調整前の訴え】
補聴器をつけても全く聞き取れるようにならない．何とかしてほしい．

【対処】

所有していた補聴器の特性図と補聴器装用閾値（▲）を確認し，器種の最大限度まで増幅を行った．しかし，補聴器装用閾値は 60dBHL 程度しか得られず，効果が不十分であった（▲）．その結果を受けて本人が買い替えを希望した．聴力レベルが両側 80dBHL 以上であったため，身体障害者手帳の申請を行った．最終的に左耳は福祉で交付，右耳は自費になることを説明し，了承のうえで補聴器の貸し出しを行った．その補聴器にて 3 カ月間週 1 回の頻度で初期調整を行った．

【検査結果】

最終的に補聴器装用閾値は 40dBHL（▲）となった．

【調整後の訴え】

補聴器の買い替えを行って，対話は十分聞き取れるようになった．もう少し聞き取れるといいなと思うことはあるけれど，受診前のことを考えると十分です．

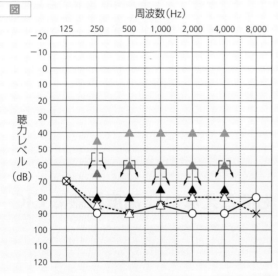

図

△：非装用時　▲：電器店での調整　▲：当科での調整後　▲：買い替え後
　　　　　　　　　　　　　　　　　（電器店の補聴器）

解説　高度難聴の方に CIC のような小さな補聴器が売られるケースは，型式選択の誤りにおいて最も多いものです．CIC などの小型の補聴器は出力が弱いため高度難聴には適応となりません（35 頁参照）．結果としてこれらのケースの多くは買い替えとなります．また身体障害者の申請を勧められていないケースも散見されます．患者側の問題としてよくあるのは，患者さんが見た目を気にして小型の型式に固執する場合です．この場合，調整者側としてすべきことは患者の希望を満たすことではなく，適合できない理由をわかりやすく説明し，適合可能な型式のなかから型式選択を行ってもらうようにすることです．患者の希望通りの型式を渡せばその場は喜ばれますが，結局は後で効果が出ないことがわかりますので，トラブルの元です．

症例 4-2 「補聴器をつけても聞こえない」：中等度難聴（水平型感音難聴）にオープン型補聴器

症例：67歳，女性（無職）
【主訴】両側難聴
【現病歴】
10年以上前から聞きづらくて困っていた．そのため，補聴器販売店にて補聴器を購入し使用してきた．最近，新しい補聴器があると勧められ，小型の器種であったため購入した．しかし，補聴器をつけてもテレビの音量に変化がなく，家族から聞こえていないと指摘され続けた．その後も何度か店舗に行ってみたが改善は得られず，調整希望で来院した．
【補聴器】オープン型，両耳装用，1台あたり200,000円

【調整前の訴え】
補聴器をつけてもことばが聞き取れるようにならない．店舗で調整をしてもらったが何も変わらなかった．

【対処】
所有の補聴器の特性図と補聴器装用閾値の確認を行った．補聴器装用閾値は非装用時とほとんど変わらなかった（▲）．その後，耳栓を変更して調整を行ったが，低音域の補聴器装用閾値は

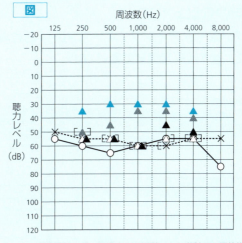

△：非装用時　▲：販売店での調整　▲：当科での調整後（販売店の補聴器）　▲：買い替え後

十分ではなかった（▲）．本人の訴えは「少しは良いが効果は不十分である」とのことで買い替えを希望された．器種は耳掛け型補聴器を両耳装用とし，あわせてイヤモールドの作成を行った．その後，3カ月間週1回の頻度で初期調整を行った．

【検査結果】
最終的に補聴器装用閾値は30dBHL程度となった（▲）．

【調整後の訴え】
家族から聞こえていないという指摘もなくなり，聞き返しをすることもほとんどなくなった．

補足　オープン型は低中音域が40dBHL未満の軽度高音障害型が適応（38頁参照）ですが，中等度難聴以上の方にも販売されていることは少なくありません．これも前述のCICの問題と同様で，聴力の適応を無視して販売されているケースです．

2 型式は，まず聴力レベルで選択する
〜できれば，少しゆとりを持ちましょう

　型式の選択の上で最も重要なことは，患者さんの聴力に対して，利得や出力が十分に出せる型式であることです．当科では，多少の聴力低下が生じてもすぐに買い替えとならないように，メーカーの推奨する適応範囲より狭い範囲として考えています．例えば70dBHLの患者さんに対して，メーカーの推奨する適応範囲が70dBHLまでの補聴器を使用する場合に，安定した十分な音が出ない可能性があります（高速道路を軽自動車でアクセル全開にして走るイメージでしょうか？ゆとりを持った大きなエンジンの車で，安定走行を目指したいものです）．特に耳あな型，オープン型は適応の聴力範囲が狭いので，注意が必要です．

- 耳掛け型：25dBHL以上（a）
- 耳あな型：40〜60dBHL，基本的にほぼ水平型の難聴（b）
- ポケット型：40dBHL以上（c）
- 耳掛け型オープンフィッティング（オープン型）：低音域が正常〜軽度難聴で，高音域が軽度〜中等度難聴，基本は高音障害型難聴（d）

図 4-1

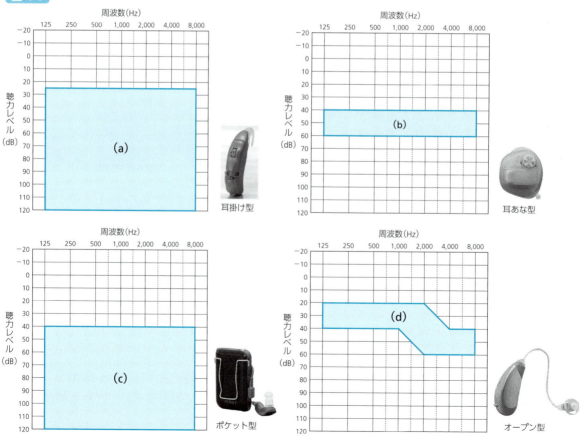

3 '耳掛け型'が型式選択の基本

1 耳掛け型の特徴

❶ 種類と聴力上の適応（図 4-2）

耳掛け型をさらに細かく分類すると，ミニ BTE（軽度難聴用），標準型（軽〜中等度難聴用），パワー型（高〜重度難聴用），スーパーパワー型（重度難聴用）の 4 種類があります．それぞれの聴力の適応範囲は**図 4-2** のように考えています．先述のように，聴力レベルより少しゆとりのある種類を選択しておけば，聴力低下が生じても買い替えとなる可能性は低くなります．

最近では，レシーバーを外部に出して小型化を図った Receiver in canal（RIC，33 頁）も普及してきました．RIC はレシーバーを交換（1 万円程度の負担）することで適応となる聴力レベルを変更することができます．通常は買い替えざるを得なかったケースでも，1 万円程度の部品交換で済めば安上がりと言えるでしょう．

図 4-2

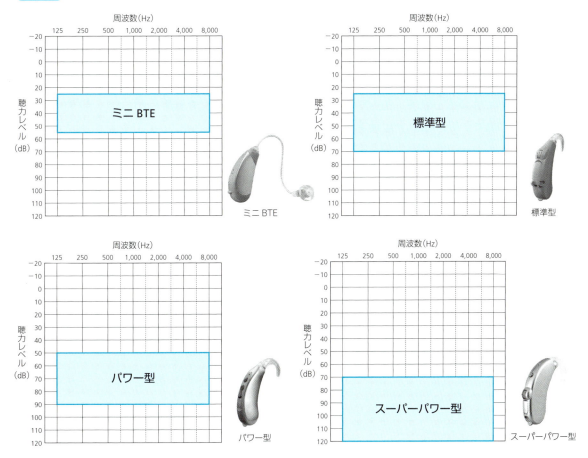

❷ どのような人向きか？
全ての難聴患者

❸ 説明しておくべき耳掛け型のデメリット
① 慣れるまで装着の練習が必要（耳栓がイヤモールドの場合はさらに練習が必要）
② マスクと眼鏡をつけると耳に掛けるものが三重になる．
③ 夏は汗，冬は結露で断音しやすい．
④ 音を取る位置が変わるため，電話で聞き取るには練習が必要．

コラム 4-1　　　　　　　　　　　　　　　　　　　　　　　　　豆知識

'見た目' に対する最近の補聴器メーカーの動向

　最近では，技術の進歩に伴って耳掛け型でも小型化が進み，本体が1円玉とほぼ同じくらいのサイズのものもあります．このような超小型器種の多くは，その適応となる聴力レベルは軽度難聴となります．最も患者数の多い中等度難聴では，適応外となることが多いので，注意が必要です．

　また小型化が進む一方で，カラフルでデザイン性の高い器種も増えつつあります．ヨーロッパでは Red dot 賞，国内では Good Design 賞を受賞した器種もあります．隠すばかりではなく，見せるというのも現在の流れの1つかもしれません．

コラム 4-2　　　　　　　　　　　　　　　　　　　アドバンス

Receiver in canal（RIC）

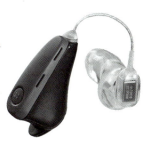

- レシーバー（スピーカー）を外部に出したことで，本体の小型化が実現した．
- レシーバー交換により，適応となる聴力レベルを変更することが可能である．
  - ➡ 聴力低下による本体買い替えの可能性が低い

　レシーバーは4種類（S,M,P,HP）あります．それぞれのレシーバーで適応となる聴力レベルが決まっています（図）．聴力が低下した場合，レシーバーの交換で対応できることがRICのメリットの一つと言えるでしょう．デメリットは故障が多いことです（本体とレシーバーをつなぐワイヤー部分が切れやすい，など）．

図　レシーバーの種類と適応の聴力レベル

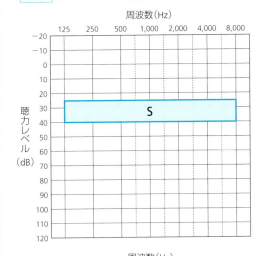
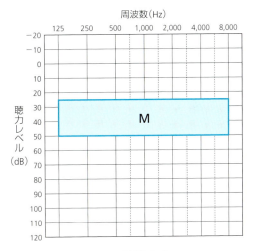
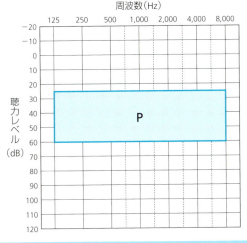
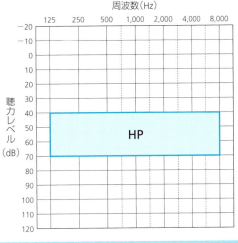

コラム 4-3　豆知識

RICのちょっと知っておくといい話
「ワイヤーの長さは慎重に決める」

レシーバーと本体を接続するワイヤー（**写真 a**）の長さは，4〜5種類が用意されています．適切な長さを選択しないと，次のような不具合が起こりますので，長さは慎重に選択しましょう．

- 短すぎると耳栓が抜ける．
- 長すぎると本体が耳介から落ちやすくなる．
- マイクロモールド〔注：RICで使用するイヤモールドのこと（**写真 b**）〕を作成する際には，事前にその位置を確認した上で適切なワイヤーの長さを選択しないと，再作成となる可能性がある

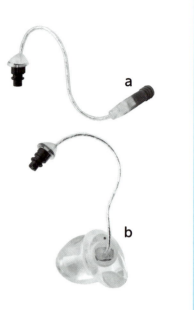

4 耳掛け型以外の補聴器の特徴

1 耳あな型の特徴

❶ 種類と聴力上の適応（図 4-3）

CIC（40～50dBHL），カナル（40～60dBHL），フルサイズ（60～80dBHL）の3種類があります．最近では外耳道内に留置させる超小型のIIC（Invisible in the canal：30～50dBHL，37頁）があり，器種の小型化がさらに進んでいます．

図 4-3

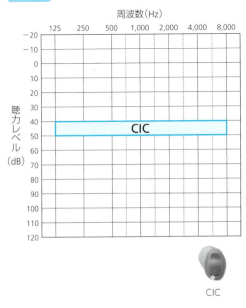
CIC

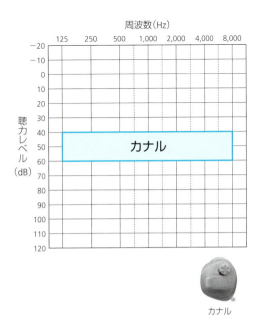
カナル

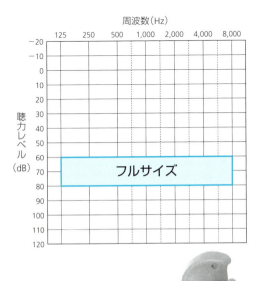
フルサイズ

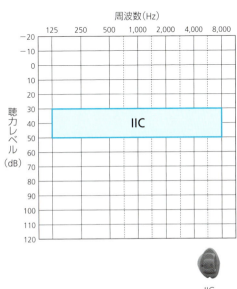
IIC

❷ 説明しておくべき耳あな型のデメリット
① 聴力低下による買い替えの可能性がある．
② マイクロフォンとレシーバーの位置が近いため，ハウリングを起こしやすい．
③ 体重減少による外耳道形態の変化のために，ハウリング，シェル*の再作成の可能性がある．
④ シェルが耳の形状に合っていないと，その隙間から音が抜けてしまうため，十分な効果が得られないことがある．
⑤ 夏場は蒸れやすく，濡れることでレシーバーの故障の可能性がある．
⑥ 小型のため，紛失の可能性が他の型式より高い．

以上のデメリットを考慮し，当科では基本的に聴力レベルが60dBHL以下で，耳あな型への希望が強い患者を中心に，耳あな型を使用しています．

❸ どのような人向きか？
中等度難聴かつ聴力型が水平型の方で，経済面を気にせず，何より見た目を重視する人が適応となります．

コラム 4-4　豆知識

フルサイズの適応は限定的

耳あな型を強く希望する高度難聴の患者さんに，フルサイズの補聴器を適合することは可能です．ただしフルサイズの補聴器は耳あな型のなかでは最も大きいサイズとなりますので，目立ちにくいというメリットはなくなってしまいます．また高度難聴に用いると強い出力が必要になりますので，ハウリングの可能性は高くなります．

よって，当科のフルサイズの適応は，高度難聴で手指に不自由があり，耳かけ型を装用することが難しい方や，珍しいケースですが耳介欠損のある方としています．ただ高齢者であると年齢と共に体重減少を引き起こし，結果的にシェルの再作成となるケースは多いため，積極的におすすめはしていません．

---

*シェル：耳あな型の外形の部分を指します．印象剤で耳型を採取し，工場にて作成を行います．体重の減少（2kg程度以上）やシワの問題で緩んでしまったり，入りにくくなってしまったりすることがあります．臨床上多いのは前者であり，シェルの再作成には通常30,000円程度かかります．このことは器種選択の際に説明しておくべきことであり，この説明を忘れてしまうと再作成時に問題になることがあります．

コラム 4-5　　　　　　　　　　　　　　　　　　　マニアック

目立たない補聴器（IIC）

　補聴器テクノロジーの進歩により，IICという超小型の耳あな型補聴器が登場しました．この補聴器は外耳道内に留置するので非常に小型のため，適応となる聴力レベルは50dBHL以下となっています．一方で鼓膜面上に近い位置にレシーバーが来るため，低出力であっても音質がよいと言われています．

　見た目に対するこだわりが非常に強い患者に好まれる器種ですが，非常に高価であり，30〜50dBHLの難聴症例しか適応となりません．紛失の危険性や，取り外しのためのテグスが切れた際は耳内に残留する危険性があります．

　また日本人の耳は外耳道が細く，曲りの強い場合が多いため，外耳道内に留置することが難しい症例も多いという問題があります．結果的にCICと同程度のサイズにしかならない場合もあります．高額で高機能な器種であるため，多少の体重減少が起こっても調整によってハウリングを押さえることは可能ですが，その場合，利得が十分入らなくなるため効果は下がります．

　採型は耳鼻咽喉科医が施行する必要がありますが，採型技術に長けた耳鼻咽喉科医が少ないという問題もあります．

　以上の様々なデメリットをよく理解してもらった上で，希望者には購入を検討してもらったほうが無難でしょう．

2 ポケット型の特徴

❶ 種類と聴力上の適応（図4-4）

　レシーバーの種類を変更することで，中等度〜高度難聴用と高度〜重度難聴用に分かれます．

図4-4

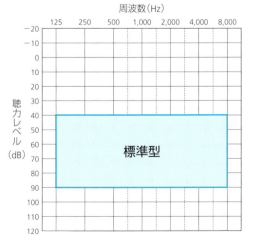
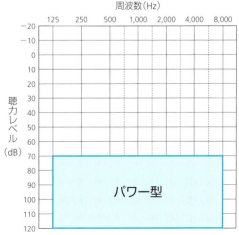

ポケット型

ほとんどがアナログ型であるため，複雑な聴力型に合わせることが難しいという欠点があります．適応となる聴力型は水平型または緩やかな高音漸傾型で，中等度〜重度難聴がよい適応です．ポケット型は出力が強いため，軽度難聴には不向きです．

❷ 説明しておくべきポケット型のデメリット

① ケーブルトラブルが多い（断線，引っかけてイヤホンが落ちるなど）．
② 本体が重いため，止めておく工夫が必要．
③ 服にとめるため，衣擦れ音が入りやすい．
④ 細かい調整が難しい．
⑤ ボリュームコントロールを間違えると，音響外傷の危険性がある．

❸ どのような人向きか？

手先や目に不自由がある方や，経済面から可能な限り低価格な補聴器を希望される方に向いているでしょう．ポケット型は大きな本体とケーブル・イヤホンからなります（図4-4）．基本的に本体を胸ポケットに入れて使用しますが，マイクロフォンが本体に内蔵されていますので衣擦れ音が入りやすいという問題があります．ポケット型のメリットは，価格が安いことと，本体が大きいため扱いが容易であり紛失しにくいことがあげられます．ただ，そのようなニーズをもつ症例は少ないため，当科では認知症の方，自身では補聴器の管理ができない方，つまりは家族が補聴器を管理して使用するというケースで用いることがほとんどです．

3 オープン型の特徴

❶ 種類と聴力上の適応（図4-5）

ハウリングキャンセラーの性能が向上したことにより，オープンフィッティングが可能な耳掛け型補聴器が登場しました．オープンフィッティングは巨大なベント（穴）の開いたオープンドーム型耳栓を用いて行います．この耳栓を使用してフィッティングを行う場合，補聴器の形状は耳掛け型に変わりはありませんが，その適応やフィッティング方法は通常の耳掛け型とは全く異なるものとなります（89頁参照）．適応となるのは軽中等度高音障害型難聴であり，具体的には1kHz以下の低中音域が40dBHL未満の高音障害型難聴となります．聴力型は高音漸傾型難聴がよい適応です．

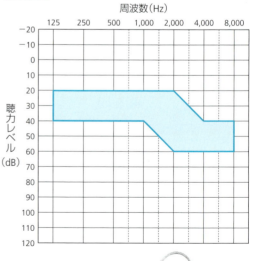

図4-5

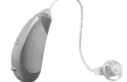

❷ 説明しておくべきオープン型のデメリット
　① 耳栓を換えることで通常の耳掛け型として使用できるが，適応は中等度難聴までと狭い（難聴悪化による買い替えのリスクが高い）．
　② 小さくて軽い反面，紛失のリスクが高い．

❸ どのような人向きか？
　低中音域が 40dBHL 未満の軽中等度高音障害型難聴の患者

5 器種選択における患者さんの希望はどうすべきか？

　患者さんの希望を聞く前に，まず適応となる補聴器の必要条件（以下の2つ）を理解してもらいます．

① 患者の聴力レベルにあった補聴器
② 聴力型に対して対応できるチャンネル数（41頁参照）である補聴器

　これらを満たす補聴器でないと，買い替えの可能性が高くなります．この条件を満たす器種のなかから，できる限り患者の希望に沿う器種を検討するのがよいでしょう．
　患者の希望として多いのは，審美面（見た目）や価格，機能性などがあります．特に審美面に対するこだわりが強い方は，目立たない小型の器種を好みますが，聴力レベルの適応は軽中等度難聴のみなので，高度難聴患者に小型の耳掛け型や CIC を選ぶことは避けましょう．
　補聴器に精通し，正しく器種選択が行える患者さんはいません．そのため医療者が聴力レベルや聴力型に対して適合可能な器種を示してあげることは重要です．患者の希望を叶えることも大切ですが，正しい適応についてきちんと理解を促すことも医療者の務めでしょう．

図 4-6 聴力と器種選択

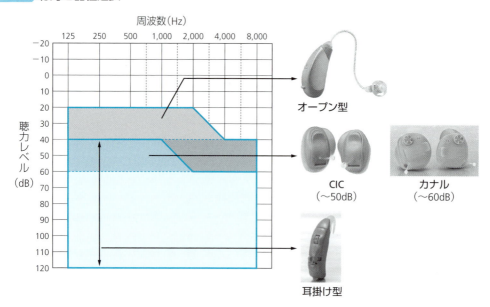

6 補聴器の器械として知っておきたいこと4つ
～チャンネル数，雑音抑制，ハウリング抑制，指向性

　近年の技術の進歩に伴い，デジタル補聴器もさらなる進化をとげています．補聴器の基本的な仕組みについて知ろうとするだけでも大変な労力がかかるのに，その進歩を追うことなど不可能のように思えます．ただ，補聴器臨床に必要なことのみに絞ると，臨床家が知っておくべき器械としての補聴器の知識は決して多くありません．それは**「チャンネル数」「雑音抑制機能」「ハウリング抑制機能」「指向性機能」**の4つです．まずはこの4つの基本を押さえていただき，さらに知りたい方は成書をご参照ください．

1 チャンネル数

　デジタル補聴器は，入ってきた音を周波数帯域ごとに分けて音声処理を行います．この分けた周波数帯域の数をチャンネル数（**図 4-7**）といい，この数が増えるほど微細な調整ができるようになります．臨床的な意味としては，チャンネル数が多いほど複雑な聴力型に対する調整が容易になります．テクノロジーの進歩で 32 チャンネル，64 チャンネルという多チャンネルの器種も登場していますが，調整が難しいとされている山型，谷型，ピーク型でも，調整技術に長けた調整者であれば 6 チャンネルあれば何とか調整が可能です．そのような調整者と組めば，臨床的には 6 チャンネルあれば十分と言えるでしょう（**図 4-8**）．また後述する雑音抑制やハウリング抑制などの機能のレベルも，このチャンネル数の違いによって生じてきます．チャンネル数が多ければ，他の機能のレベルも上がるということになりますが，当然その分，価格も上がります．

図 4-7 チャンネル数

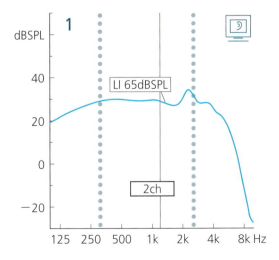
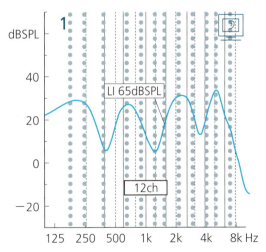

図 4-8 聴力型と調整に必要なチャンネル数

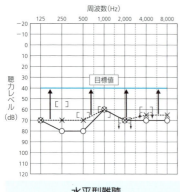

水平型難聴
チャンネル数：4つ以下

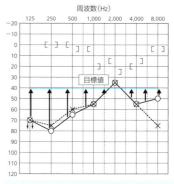

高音漸傾型（もしくは低音障害型）
チャンネル数：4～6つ程度

山型（もしくは谷型，ピーク型，高音急墜型）
チャンネル数：6つ以上

コラム 4-6　　マニアック

チャンネルとバンドの違い

　いずれも調整が可能な周波数の分岐点を指す用語です．「チャンネル」と「バンド」の名称の使い分けや定義はメーカーによって異なります．例えば，利得を調整する周波数の分岐点をバンド，90dBSPL または最大出力制限装置を調整する周波数の分岐点をチャンネル，とするメーカーがあります．メーカーがパンフレットに表記している数は，基本的に利得を調整する分岐点の数となっています．つまりメーカーによって，利得調整の分岐点の数と 90dBSPL または最大出力制限調整の分岐点の数が異なる場合がありますが，それはパンフレットで確認できます．

コラム 4-7　　アドバンス

調整技術とチャンネル数の関係

　チャンネル数が多ければ多いほど，難しい聴力型に対しての調整は容易になりますが，その分補聴器の価格は高くなります．一方，ダンパー（後述，コラム 5-11，99 頁）や耳栓の変更，ベント径の調整などのアナログ的手法を併用することで，チャンネル数が少なくても難しい聴力型に対応できることがあります．このアナログ的手法を用いると，器種ごとに存在する特性曲線の癖（ピークやディップ）を処理することも可能です．つまり，調整者の調整技術や豊富な経験によって，補聴器の価格を下げることができるということになります．レベルの高い調整者ほど高い補聴器を必要としない，高い補聴器が売れないという，実力と利益の逆転現象が起きてしまうのは皮肉なことです．このようなレベルの高い調整者が称賛に値することは言うまでもありませんが，我々医療者はこのような調整者と組んで，患者さんの満足度や QOL の向上を心がけたいものです．

2 雑音抑制機能

　雑音抑制機能は周辺環境音を低減させ，雑音下でのことばの聞き取りを向上させるための機能です．誕生当初は雑音を抑えるのではなく，低音部の利得や出力を抑制するだけのものでした．そのため，低音域の雑音が抑制され静かにはなりますが，一方で音声に対する干渉も大きく，ことばの聞き取りも低下してしまうことがありました．最近では，音声と定常雑音を区別して雑音のみを抑制するものなど，いろいろな方式で雑音を抑制する機能が開発されており，音声に対する干渉も減りつつあります．しかし，いくら高性能になったとはいえ，全ての種類の雑音を抑制できるわけではなく，また少なからずことばの聞き取りへの影響はありますので，どの程度の雑音抑制を搭載するかは十分に検討する必要があるでしょう．当科では，雑音抑制機能のレベルが違う2つの補聴器〈両耳装用の場合は4つ〉を比較試聴したうえで，患者さんに選択してもらっています（コラム 4-11，50頁参照）．

コラム 4-8　　　　　　　　　　　　　　　　　　　　マニアック

雑音抑制機能の欠点を利用して，利得・出力調整に用いる

　前述のように，雑音抑制機能を用いると低音域の利得や出力が下がる場合があります．この場合，雑音が抑制されるだけでなく，ことばの聞き取りも低下してしまうというマイナスが生じます．ただし，この低音域の低下する程度を予め把握しておけば，これを調整に利用することができます．雑音抑制の強さ（弱，中，強）での特性の変化を確認しておき，これを用いて低音域の利得や出力を一定の割合で下げるというわけです．かなりオタク的なテクニックですが，低音域の利得や出力を調整でうまく下げられない場合，雑音抑制機能を使ってみるのもよいでしょう．

3 ハウリング抑制機能

　その名の通りハウリングを抑えるための機能です．ハウリングは装用を阻害する大きな要因の1つであるため重要な機能です．誕生当初は，聞き取りを低下させることもある不十分なものでしたが，現在では逆位相方式など様々な技術が開発され，その機能は進化しています．オープンフィッティングが実現に至ったのも，この機能の恩恵によるものです．

コラム 4-9　　　　　　　　　　　　　　　　　　　　　　　　　アドバンス

ハウリング抑制機能の意外な落とし穴

　ハウリング抑制の技術の進歩は目覚ましいものがあります．高音障害型感音難聴に対するオープンフィッティングが可能になったのもこの技術の恩恵ですが，最近では調整が難しい高音急墜型感音難聴に対してもある程度対応可能となりました．また，食事や会話，あくびをした際によく起こっていたハウリングも減り，装用者に多大な恩恵をもたらしています．その一方で，この技術の進歩故に以前にはハウリングがすることで気付いていた耳栓の不適合が，見過ごされることが増えてきました．耳栓の不適合があると音は耳栓の隙間から抜けて，予想よりファンクショナルゲインは上がりません．よって適切な調整のためには，ハウリング抑制機能を切った状態でハウリングがしないことを確認することが望ましいでしょう．

4 指向性機能

指向性機能とは，自分の後方からの音を小さくし，前方からの音を聞きやすくする機能です．周りの騒音に左右されず，前方からの音を聴き取りやすくすることを目的にしています．最近では，雑音抑制機能と同様に音声と定常雑音を区別し，指向性と無指向性を自動で切り替える器種もあります．また左右の補聴器が双方向性に連絡を行い，より効率的に働くようにもなってきています．しかし，可聴範囲の制限を引き起こすため，聞き取りの妨げになることがあります．特にもともと可聴範囲に制限が生じている片耳装用者では，さらなる制限を起こすため使用すべきではないでしょう．この機能も雑音抑制と同様に必要かどうかを検討する必要があります．当科ではこれも比較試聴（50頁参照）によって，患者さん自身に必要かどうかを判断してもらい選択するようにしています．

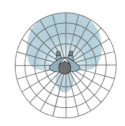

図4-9 指向性

コラム 4-10　豆知識

高性能な器種の選択方法

技術の進歩は目覚ましく，最近では多チャンネル化や高機能化がさらに進んでいます．これによりさらに微細な調整が可能となったり，雑音下での聞き取りが向上したりと，装用効果と快適性の両立が進みました．ただ高性能な器種を用いる場合，それに伴って補聴器の価格が跳ね上がってしまいます．

高価な補聴器ほど高性能というのは事実であり，確かに機能的には優れているでしょう．ただし，それがその患者にとって使用する必要性があり，費用対効果が見合うものであるかどうかは誰にもわかりません．しかし残念ながら，その高機能・高性能の費用対効果を十分に検討することなく，一部の店舗では販売されているようです．

その高機能・高性能の補聴器が必要かどうか，費用対効果に見合ったものなのかを判断するためには，実際にその補聴器を生活のなかで試聴することが必要です．そのため当科では比較試聴（後述，50頁）を行い，生活場面にて試す機会を設けています．それによりどの程度の機能が必要なのか，またそれは費用対効果として妥当であるかということを検討してもらっています．

5 性能（チャンネル数, 機能）の選択

　当科では基本的に1台10万円前後の器種を用いています．2016年現在において10万円前後の器種は，6チャンネル前後で雑音抑制とハウリングキャンセラーを備えているものが一般的です．高性能な器種であれば30〜40チャンネルの器種もありますが，最大7周波数（ハーフオクターブを含めても11周波数）しかない純音聴力検査の結果を元に適合させることを考えれば，6チャンネルで十分かもしれません．また多チャンネルであるほど滑らかな特性を作ることは可能ですが，ダンパー（後述，99頁）を上手く使用することで同様の特性を作ることは十分可能です．

　高度難聴以上であればパワー型を用い，高音急墜型難聴のオープンフィッティング時にはハウリングのリスクが高いため，高機能のハウリング抑制機能を搭載した少し高価な器種を使用するようにします．また後述（コラム4-11，50頁参照）しますが高価な高性能機種を希望する場合には，ベーシックな器種と同時に貸し出しを行い，比較する機会を与えて選択してもらうようにしています．

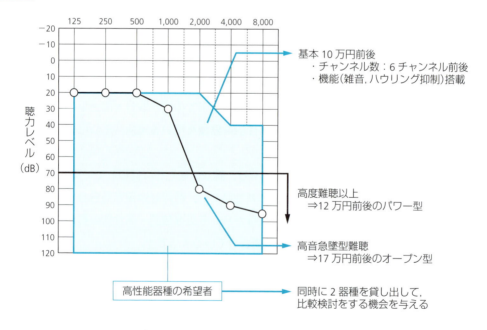

図4-10 性能（チャンネル数, 機能）の選択

7 器種選択の実際〜当科の方法「比較試聴システム」

　当科では，多メーカー多器種の補聴器から患者が主体性をもって選択するシステム（**比較試聴システム**）にて器種選択を行っています．このシステムを導入しようと思った契機は，補聴器にはたくさんのメーカーや器種があり，しかも高価なのになぜ自分で選べないのだろう，ということでした．テレビや冷蔵庫，洗濯機を購入するときは，電器店に行っていろいろ比較して購入するのが普通です．補聴器はましてや身につけるものですし，自分で選んだ愛着があるものの方がよいだろう，と考えたわけです．

　このシステムを導入した狙いには，聴覚リハビリテーション中に生じる患者さんの不満や疑問を少しでも減らすことはできないか，ということもあります．聴覚リハビリテーションが想像していたように進んでいかないと，患者さんには以下のような不満や疑問が生じる可能性があります．

「本当にこの補聴器が自分に合っているのか？」
「他の補聴器の方がよかったかも」
「単にこの補聴器を売りたいだけなのでは？」

　聴覚リハビリテーションの妨げとなるこのような不満や疑問が生じないように，患者さんが主体性を持って器種を選択する「比較試聴システム」を導入しました．システムの実際を以下に説明します．

1 比較試聴システム導入の準備

　比較試聴システムを行うためには，多メーカー多器種の補聴器を揃えること，かつそれを調整できる担当者が必要です．当科はそれまでに補聴器販売店3店舗に協力してもらっていたので，少なくとも4メーカー以上の補聴器を用意することができる体制でした．複数のメーカーの補聴器を調整する担当者は，複数のメーカーを扱っている販売店の補聴器業者でも可能ですが，当科では前述の不満や疑問を少しでも減らすために調整者と販売者が異なるほうがよいと考え，**言語聴覚士が調整を担当**しています．

2 比較試聴システムに用いる器種（図4-11）

　当科では4メーカー4器種の耳掛け型補聴器を用いています．このシステム導入時はもう少し多くの器種を用いていましたが，あまり多いと患者さんが選ぶのに迷ってしまうので，3〜4器種ぐらいが妥当と思われます．器種の内容ですが，各販売店で一押しのものを用意してもらっています．ここには競争がありますので，コストパフォーマンスがよい補聴器を用意することが多いようです．価格帯は10万円前後の，ベーシックなタイプです．

図 4-11 比較試聴に用いる器種

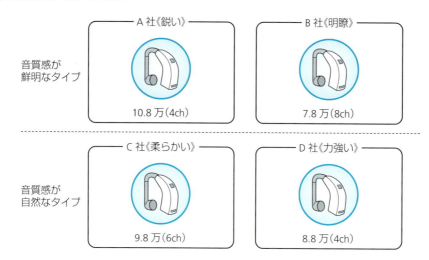

3 補聴器の調整

患者さんの純音聴力検査結果を基に，後述する初回調整（第5章 2，83頁）に沿って利得，圧縮率，最大出力などを言語聴覚士が調整します．利得や圧縮などの調整内容が大きく異ならないように4器種を調整しますが，メーカーごと器種ごとに特徴があるため，微妙に異なる特性になります．その違いが，以下の「音質感の違い」とも関係していると思われます．

4 比較試聴の実際（**図 4-12**）

言語聴覚士が約1時間程度かけて行います．

補聴器の試聴は，静寂下の設定として診察室，雑音下の設定として院内の廊下で行います．言語聴覚士の声や周囲の人の声，周りの雑音など様々な音を聞いてもらいますが，患者さんに比較してもらうポイントは「音質感」と「長時間装用が可能か」の2つです．

「音質感」とは音の自然さ，硬さ，柔らかさ，太さ，鋭さ，鮮明さなどで，これはメーカーによって大きく違います．ここに患者さんそれぞれの好みが介入する機会が生じ，より好きな「音質感」を選ぶことができます．これを静寂下の設定である診察室で行い，できれば4器種から好みの2器種を選んでもらいます．「長時間装用が可能か」を判断するために，雑音下の設定である院内の廊下を歩いてもらいます．長時間つけても大丈夫そうかを考えながら，試聴してもらいます．

各補聴器を試聴している間に，それぞれの器種のメーカー，生産国，国内外のシェア，チャンネル数，色，装用者の意見（良い意見・悪い意見），搭載している機能などについて説明を行います．補聴器の提示順序はランダムにしています．価格については先入観を入れないためにも最後に説明します．またその器種を担当する販売店に関する情報も説明します．

図 4-12 比較試聴の実際

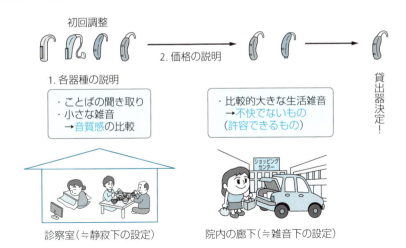

5 器種の決定

以上の比較試聴により，最終的に1器種を選択してもらいます．患者さんは，**音質感**と**コストパフォーマンス**を中心に選択することが多いようです．特に音質感は，はっきり好みが分かれるため，選ぶのに迷うことはあまりありません．約半数は「やわらかくて自然な音」を選び，残りの半数は「はっきりして鋭い音」を選びます．

6 比較試聴システムによる実績

2006〜2013年に当科で補聴器の装用経験がない難聴患者に比較試聴システムを用いて補聴器を選択してもらいました．その結果が**図 4-13，14，15**です．購入率は96％と極めて高率となりました．購入価格の平均は10万円程度，メーカーは年によって異なり，コストパフォーマンスの良い補聴器が選ばれる傾向にありました．

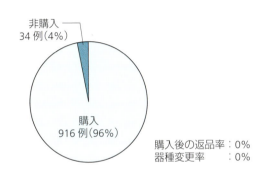

図 4-13 補聴器購入率（n = 950）

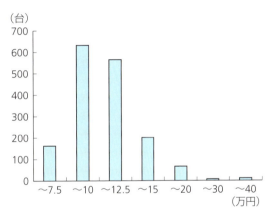

図 4-14 補聴器購入価格（1640 台）

図 4-15 選択した補聴器メーカー（n = 916）

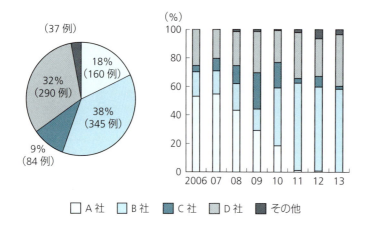

コラム 4-11　　　　　　　　　　　　　　　　　　　　　アドバンス

機能の比較試聴

　前述のように当科で用いる器種は 1 台 10 万円前後です．患者のなかには高価格帯のものを希望する方もいますが，低価格帯のもので満足いかない場合に試してみましょうと説明しています．調整のなかで高機能なものを用いたい，もしくはそれを必要とするような希望を持つ場合に低価格な器種と高価格な器種を同時に貸し出して，機能の比較試聴を行っています．

　機能の比較試聴については患者が希望した場合のみに実施しています．行う時期は，調整がある程度進んだ 1 カ月後を目安としています．実際に機能の比較試聴を希望するのは全体の 1 割以下です．機能の比較試聴において，高機能な器種を選択したのは全体の 30% 程度で，残り 70% はそのまま低価格の器種を選択しました．高機能な器種を選んだ方の多くは，職業や生活環境が特殊なケースがほとんどでした．

図　機能の比較で選んだ補聴器

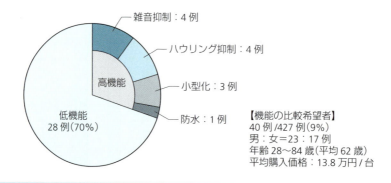

8 装用耳の選択

1 両耳装用と片耳装用について

　両耳装用，片耳装用のいずれにするかという問題は，昔から議論されている大きな問題です．本邦では全体の7割を片耳装用が占めています．欧米では全体の6～8割程度が両耳装用であり，本邦の現状とはだいぶ異なります．

　片耳装用は，両耳装用と比べて経済的負担が少なくて済むということが最大のメリットです．補聴器は高いものですから，これは非常に大切なことです．この他に装用やメンテナンスの手間の軽減もあります．

　一方，両耳装用のメリットは，集団や雑音下の聞き取り，方向感や距離感覚の改善など，聞き取りの改善に関するものがほとんどです．補聴器によって最大限聞き取りを改善させたいと考えれば，やはり両耳装用のほうがよいでしょう．ただ左右差の大きい症例などでは，非良聴耳側が良聴耳側に干渉するケースもありますので，聴力や患者の背景，希望などを踏まえてどうするかよく考える必要があります．

表 4-1 両耳装用のメリット・デメリット

両耳装用のメリット	両耳装用のデメリット
1．雑音下におけることばの聞き取り 2．集団場面でのことばの聞き取り 3．音の方向感，距離感，立体感 4．聴覚路活用の維持	1．価格 2．メンテナンス 3．審美面 4．雑音のうるささ

　両耳装用または片耳装用の選択方法は施設によって異なりますが，本邦で多いのは，**片耳装用で始めて，それでも不自由が残るようであれば両耳装用へ移行する方法**です．以前の当科もこの方法で行っていました．結果として7割の方が片耳装用となり，残り3割の方は最初から自ら両耳装用を希望していた患者さんでした．

2 現在の当科における両耳/片耳装用の選択方法：両耳/片耳の比較試聴

　以前の選択方法では，本邦の平均と同程度の7割の方が片耳装用となりました．しかし，このうちの2/3の方は，のちに両耳装用への移行を希望しました．それらの方からは，「それぞれの効果がわかっていれば最初から両耳装用を選んでいた」，「最初から両耳購入をしていれば両耳割引になったのに」などといった不満を訴えられました．

　現在ではこれらの反省から，患者に両耳装用/片耳装用を試す機会を与えた上で，患者自身に選択してもらう方法をとっています．具体的には，両耳で補聴器を貸し出し，初期調整期間（3

カ月）中に両耳装用／片耳装用を様々な生活場面で試してもらい，その費用対効果を検討してもらうという方法です．これを当科では，**両耳／片耳装用の比較試聴**とよんでいます．

両耳貸出を行う聴力レベルの目安は，

① 良聴耳側が健聴（25dBHL 以下）または非良聴耳が聾 (scale out) ではない．
② 左右差が 40dBHL 未満

の両者を満たす場合としています（**図 4-16**）．左右差 40dBHL 以上の場合，雑音下の聞き取りや音源方向覚の改善が得にくく，場合によっては良聴耳側に干渉し，聴取成績を落とす可能性があります．ただ 40dBHL 以上の左右差があっても効果を感じる例もありますので，試聴の希望がある方には貸出を行って装用効果の確認を行っています．

図 4-16 両耳貸出を行う聴力レベルの目安

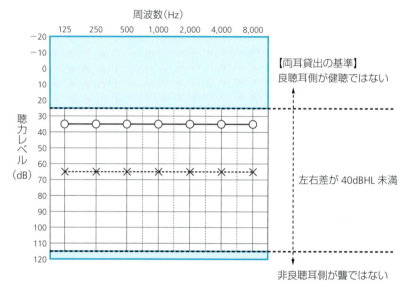

両耳貸出を行う聴力レベルの目安

結果として現在では全体の 95％ の方が両耳／片耳装用の比較試聴を希望し，このうち 90％ 程度の方が両耳装用を選択され，欧米と同程度の両耳装用率となっています（**図 4-17**）．また医療者が両耳装用を敬遠する高齢者や無職の方，左右差の大きい方でも両耳装用を選択する方が存在する一方で，年齢が若くて職がある方や聴力の左右差が小さい方であっても試聴した上で両耳装用を希望されない方もいます．どの方がどこでどのような価値を見出すかということは医療者のみならず，本人でさえも予測できません．そのため時間や手間はかかりますが，装用者自身が自身の必要性に応じた選択ができる方法として両耳／片耳装用の比較試聴は有用な方法と思われます．

図 4-17 両耳／片耳　貸出・購入率

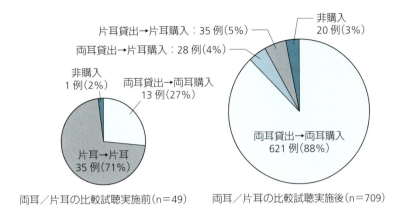

図 4-18 両耳／片耳購入の推移（患者数）

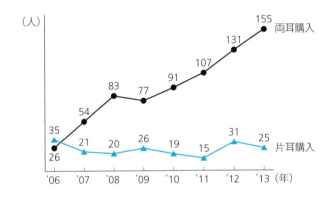

3 片耳装用を希望された場合の装用耳の選択

　片耳装用を希望された場合の装用耳は，両側難聴であれば原則的に良聴耳とされています．片耳装用でことばの聞き取りを最大限改善しようと考えれば，やはりこの考えが最適でしょう．ただ近年ではオープンフィッティング型補聴器の登場により，補聴器の適応が拡大して，軽度難聴の方も補聴器外来を受診する機会が増えました．この中には良聴耳にある軽度難聴の自覚が乏しいケースが多く，良聴耳への装用には拒否的である例も少なくありません．当科ではまず片耳／両耳装用の比較試聴を提示した上で，拒否された場合には非良聴耳への装用としています．

第5章

調整とその評価

　試聴する器種を選択したら，いよいよ補聴器の調整に入ります．本章では，以下の流れで説明していきます．

▶1　最終の到達目標とその評価法を知る（57〜82頁）

　まず初めに，目標とする調整状態とその評価法について説明します．最終の到達目標である「聞こえの力を最大限に引き出し，'なくてはならない'補聴器にする」とはどのような調整状態なのかを説明します．それを知らないで調整を行うことは，地図やナビゲーションなしに目的地に進むようなものです．医療者がそれを知らないと患者さんもついて行けませんし，大変効率が悪いです．

　目的地を把握したら，次にそこに向かっていくための地図の読み方を説明します．ここでの地図は，補聴器特性図（以下，特性図）とファンクショナルゲイン，語音明瞭度曲線になります．特に特性図は最も多く活用する地図であり，正しい理解が必要です．「特性図はなんだか難しい，よくわからない」というイメージがあるかもしれませんが，臨床に必要な部分に限ると至ってシンプルです．キーワードは**「2本の特性曲線に注目」**です．

▶2　初回調整（初期設定と説明，確認事項と注意点）（83〜110頁）

　最終目的地とそこにたどり着くための地図の読み方をマスターしたら，次は初回調整です．補聴器を知らない患者さんが初めて補聴器を体験する場ですので，大きな間違いをしてしまうと，「補聴器なんて使えない，意味がない」となり，補聴器に対する悪いイメージが抜けなくなります．ですので，調整のなかでは最も時間がかかりますし，かけるべきなのが初回調整です．キーワードは，「多少は不快だけど装用は継続できる」と「聞き取りがよくなることを自覚する」の2つです．

▶3　再調整（111〜139頁）

　初回調整が終わったら，目的地に向かって3カ月間の旅が始まります．初めて出る旅ですから，患者さんはわからないことばかりです．特に最初の1〜2週間は新しい慣れない環境となり，「本当にこれでよいのか？」と悩む時期です．装用やモチベーション継続のためには，不満を聞いて対応すること，そして励ましが必要になります．この時期は週1回のフォローアップが望ましいでしょう．慣れてきたら，間を空けていくことを考えてもよいでしょう．

　この時期は患者さんの訴えに応じて補聴器調整をして，アドバイスを行います．ただ患者さんの環境や目指すところは千差万別ですので，オーダーメードの対応が必要です．というと，

医療者は「どうやって対応してよいかわからない」ということになってしまいますが，ある程度のパターンがありますので，ここではよくある訴えとその対処法について説明していきます．キーワードは**「下げない調整」**です．

▶4　最終確認（140〜146頁）

　長かった旅も3カ月後に1つの区切りを迎えますが，この時点でちゃんと目的地に着いているか確認する必要があります．ここでは必ずファンクショナルゲインと語音明瞭度曲線を用いて，評価を行います．この評価を行わなければ，患者さんは「補聴器はきこえの力を十分に引き出しているのか」を知る機会がないまま補聴器を購入することになります．患者さんには目的地に着いた時点で，自分にとって補聴器は必要なのか否か，また必要だとするなら，両耳なのか，片耳なのか，を決めてもらいます．3カ月の経験を元に，購入して使うに値するのか，補聴器の費用対効果を考える機会を患者さんに与えることが，医療者の役目と言えます．キーワードは「目標に到達したか確認する」と「最後は自分で決める」です．

▶5　定期フォロー（147〜152頁）

　購入後，補聴器が自分のものになったら，基本的には自由に使用してもらいます．しかし，適切な補聴器装用を継続していくためには，補聴器の調整状態のチェックとメンテナンス，そして患者さんの耳の状態のチェックは欠かせません．初期調整期間後のフォローアップについて，当科の方法を紹介します．キーワードは「継続は力なり」です．

1 最終の到達目標とその評価法を知る

第1章で説明したとおり,「患者さんのきこえの力を最大限に引き出して,'なくてはならない'補聴器にする」ためには,以下の2つが必須です.
- 装用下の語音明瞭度曲線:'会話音圧帯(60dBHL程度)で最良の語音明瞭度'(図5-1)
- ファンクショナルゲイン(補聴器装用閾値):'ハーフゲイン,なで肩'(図5-2)

1 語音明瞭度曲線測定にて目指すところ (図5-1)

語音明瞭度曲線の測定結果は,補聴器において最も重要なことばの聞き取りの改善度を示す指標です.当科ではこの検査を補聴器の効果を確認するための最終評価と位置づけており,そのため初期調整終了時に行っています.患者さんにこの結果を提示して,補聴効果を確認してもらう意味でも重要な検査といえます.

❶ 合格の目安

装用時の語音明瞭度曲線における最良の語音明瞭度が,会話音圧帯(60dBHL程度)で得られ,非装用時の最良の語音明瞭度と同等,もしくはそれ以上となれば合格です.これを満たしても患者さんに不満がある場合には,補聴器や患者さんの聞き取る力の限界について説明することになります.

❷ 不合格の場合

装用時の最良の語音明瞭度が,非装用時の最良の語音明瞭度より15%以上低い場合は不合格です.この場合は再調整を行うことになります.

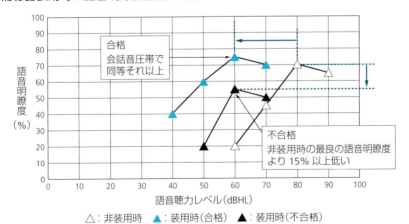

図5-1 補聴器装用時の語音明瞭度曲線の確認

「きこえの力を最大限に引き出す」ことを確認するためには,この評価法が最も適していますが,これを頻回に行うことは,手間や効率を考えると現実的ではありません.実際の臨床では,ファンクショナルゲインとこの後に説明する特性図で評価をして,「きこえの力を引き出す」

補聴器になっているかどうかの目安をつけます．基本的にはファンクショナルゲインにて目標値に到達し，適正な特性図になっていれば，きこえの力を最大限に引き出す補聴器になっている可能性が高いでしょう．

2 ファンクショナルゲインは'ハーフゲイン，なで肩'で

　音場での補聴器装用閾値と装用しない状態での聴覚閾値（非装用時閾値または裸耳閾値）の差を，**ファンクショナルゲイン**といいます．ファンクショナルゲインは装用利得ともいいます．ファンクショナルゲインの目標をどうするかは，議論のあるところです．聴力レベルに対する適正なファンクショナルゲインの考え方は多種多様であり，様々な処方式によって算出することができます．処方式の代表的なものにNALやDSL，POGOなどがあります．その考え方や特徴を詳細に知りたい方は，成書をご参照下さい．

　我々は第1章で説明したように，ファンクショナルゲインは聴力レベルの半分（ハーフゲイン）程度を目標としています．低音域と高音域は雑音や響き感を考慮して，ファンクショナルゲインをハーフゲインより5dBHL程度小さくします．我々はこれを'ハーフゲイン，なで肩'と呼んでいます．

　ただ実際の臨床では図5-2のような聴覚閾値が全く水平型の方はほとんどいません．また装用閾値は5dBHLステップでの測定ですが，聴覚閾値から算出したハーフゲインは端数が出ることもあり，必ずしも5dBHL刻みにはなりません．つまり多少の補正が必要となります．それは個々の患者で考えていかなければならないことですが，目標値設定のためには大事な作業です．

　そこで，実際の臨床例を用いて目標値となる'ハーフゲイン，なで肩'を算出する練習をしてみましょう．これができるようになれば，目標値の設定について自信をもって行うことができますし，目標となるファンクショナルゲインを調整者に指示することも可能となります．

図5-2 補聴器装用閾値の目標

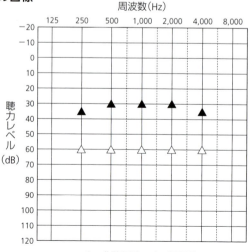

△：非装用時　▲：装用時

演習

ファンクショナルゲイン（補聴器装用閾値）を決める

1 ファンクショナルゲイン（補聴器装用閾値）の決め方
：上限値と'ハーフゲイン，水平＆なで肩'

① まずは，ファンクショナルゲインの上限値の目安を知っておく（図5-3）

　ファンクショナルゲインが大きくなると，音響外傷のリスクが高くなる130dBSPLを超える音が補聴器から出る可能性があります（特に高度〜重度難聴の場合に生じやすくなります）．そのため，ファンクショナルゲインの上限値について，当科では聴力レベルに応じて目安を決めています．

　重度難聴の場合は45dBHL，高度難聴では35dBHL，中等度難聴では25dBHL程度を上限値としています．軽度難聴の場合は，20dBHLを目安としています（音場での補聴器装用閾値測定において，20dBHL未満は測定が難しいということもありますので）．

図5-3 聴力レベルと装用閾値の上限値

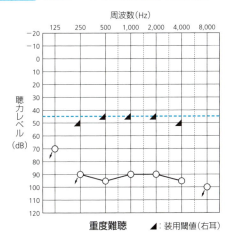
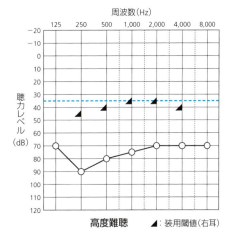
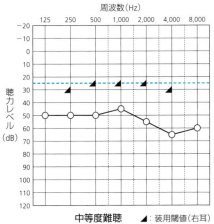
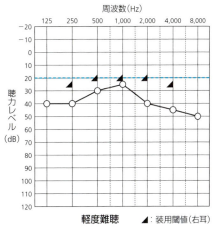

❷ 5周波数（250，500，1000，2000，4000Hz）のハーフゲインを計算する（図5-4）

オージオグラムの聴力レベルを2で割ります．装用閾値は5dBHLステップなので，端数が出る場合は1の位は0か5にします．上にするか，下にするかは以下の'水平，なで肩'を考慮して決めます（例えば聴力レベルが45dBHLの場合，2で割ると22.5dBHLになりますが，それを20dBHLにするか，25dBHLにするかは以下のことを考慮して決めます）．

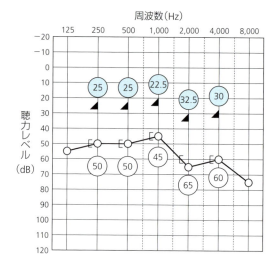

図5-4 聴力レベルの半分の値を算出する

❸ 500，1000，2000Hzの3周波数における装用閾値はできれば'水平'（同じ値）にする（図5-5）

聴力型が水平型ではない場合，単純にハーフゲインで利得を入れると，500〜2000Hzの装用閾値は同じになりません．この場合ハーフゲインに固執するよりは，中音域の装用閾値が同程度の方が聞き取りや音質感においては効果的です．よって，500，1000，2000Hzの3周波数の装用閾値をなるべく同じ値に揃えるように目標を定めましょう．この3周波数が同じ値に揃うことを，我々は'水平'とよんでいます．全てを同じ値にすることが難しい場合は，少なくとも隣り合う2周波数のどちらかを同じ値としましょう（500と1000Hzを同値，もしくは1000と2000Hzを同値にする）．

図5-5 端数を補正して，全体が水平になるようバランスを取る

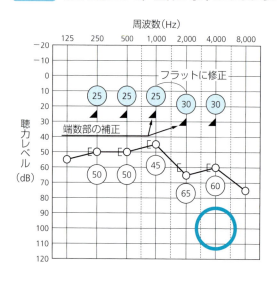 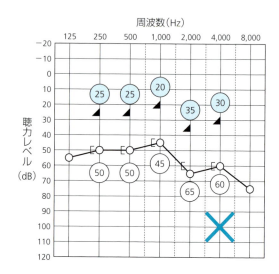

④ **両端(250Hzと4000Hz)を補正し,'なで肩'になるようにする**(図5-6)

両端を補正して'なで肩'にする背景には,両端まで水平にすることのデメリットの大きさと調整の難しさがあります.両端を水平になるように調整をした場合,低音域の雑音や耳閉感,高音域の響き感が増大することがあります.ただし,3000〜4000Hzはことばの明瞭性を大きく左右しますので,可能な限りは増幅する方向性を持っておくことは大切です.

図5-6 両端(250Hzと4000Hz)がなで肩になるようにバランスを取る

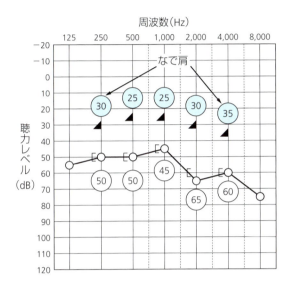

前章までは,目標を'ハーフゲイン,なで肩'とよんでいましたが,これに'水平'という要素を入れて,**'ハーフゲイン,水平&なで肩'**と言った方がより適切かもしれません.つまり,ファンクショナルゲイン(装用利得)はおおよそハーフゲイン(聴力レベルの半分)で,中音域の3周波数(500,1000,2000Hz)の装用閾値はほぼ同値('水平'),かつ低音域(250Hz)と高音域(4000Hz)の装用閾値は中音域よりやや高値('なで肩')となることを目標とします.

コラム 5-1　　　　　　　　　　　　　　　　　　　　　　　　アドバンス

高音急墜型難聴のファンクショナルゲインを決める上での注意点

　高音急墜型難聴のファンクショナルゲインを決める際に考慮すべき点は，高音域の聴力レベルが高度〜重度難聴の場合，高音域を増幅するかどうかということです．高音域はことばの明瞭性を得る上で重要な周波数帯ですが，その一方で響き感などの不快感を生みやすい音域でもあります．高音域が高度〜重度難聴の場合，この周波数帯を増幅してもデメリットにしかならない場合もありますし，最初から増幅によって不快感が生じることを嫌がって増幅をしないという調整者もいます．しかし，患者が求めるものは明瞭性の向上だけでなく，アラーム音の聴取など明瞭性以外の場合もあります．またできる限りの増幅を行った結果，患者がどのようなメリット・デメリットを得るかという点については誰にもわかりません．そのためファンクショナルゲインを決める際には，可能な限りの増幅を試みることを目標（図①）として，その状態を患者が体験してから下げるべきか（図②），否かの判断を行うとよいでしょう．

図　4000Hz はハーフゲイン？　それとも下げる？

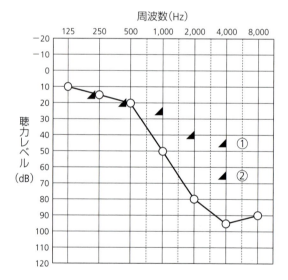

2 ファンクショナルゲイン（最終目標）の決め方の実際：両耳装用の場合

次に両耳装用の場合を考えてみましょう．左右の聴力が全く同じであれば，補聴器装用閾値も全く同じ目標になりますが，聴力に左右差がある症例も少なくありません．

ここでは低音域に軽度左右差がある症例を例にとって考えてみましょう．

① 前述の方法にて良聴耳の最終目標を設定する（▲）

まず良聴耳（右耳）の装用閾値を算出します．聴力レベルは250Hzから順に，35，40，55，65，65dBHLですので，ハーフゲインは17.5，20，27.5，32.5，32.5dBHLとなります．これを前述のように補正しますと，20，20，25，30，35dBHLとなります（図5-7）．

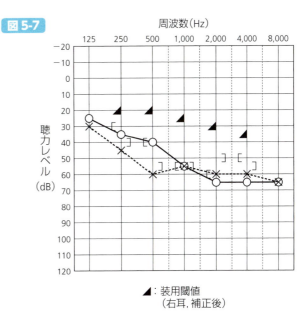

図5-7

▲：装用閾値
（右耳，補正後）

② 非良聴耳の最終目標を設定する（▲）

次に同様に非良聴耳（左耳）の装用閾値を設定しますと，35，30，30，30，35dBHLとなります（図5-8）．

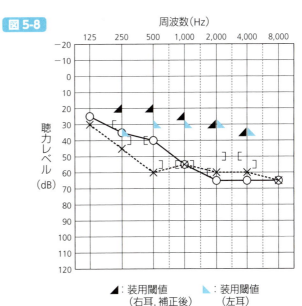

図5-8

▲：装用閾値　▲：装用閾値
（右耳，補正後）　（左耳）

第5章 調整とその評価 63

③ 左右のバランスの悪い部分を補正する（▲）

最後に，左右のバランスの悪い部分（この場合は特に低音域）を補正します（図 5-9）．

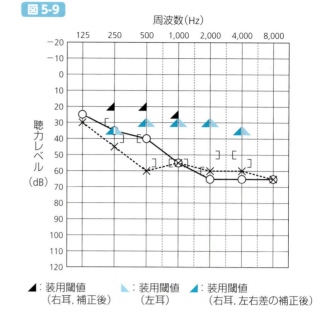

図 5-9

▲：装用閾値（右耳，補正後）　▲：装用閾値（左耳）　▲：装用閾値（右耳，左右差の補正後）

　この例では，両耳とも装用閾値が水平＆なで肩となることを目標にして，非良聴耳の装用閾値に合わせるように，良聴耳の装用閾値を上げる（ファンクショナルゲインを下げる）補正をしています．

3 ファンクショナルゲイン（最終目標）の算出を実際の症例で練習してみましょう

例題

症例：82歳，男性

【主訴】
両側難聴

【現病歴】
数年前に左突発性難聴に罹患してから左耳は全く聞き取れない．右耳は聞き取れていたため何とかなっていたが，最近では右耳も聞きづらくなって不自由を感じるようになった．最近は対話でさえ聞きづらく，テレビも見る気が失われてきた．せめて右耳が聞き取れるようになるといいと，補聴器装用を希望して来院した．補聴器は耳掛け型を右耳装用にて貸し出しとした．

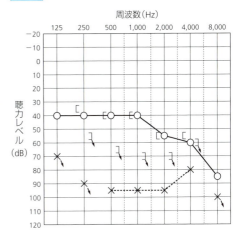

問題：片耳装用（右耳）とする場合，上のオージオグラムに目標とする装用閾値を記載して下さい．

例題の**解答と解説**

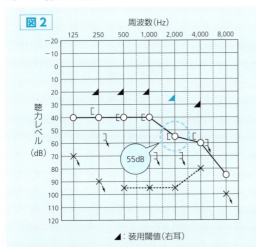

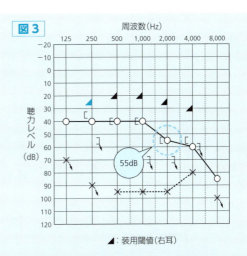

5周波数のハーフゲインを計算する．
問題は端数（2000Hz）をどうするか？
2000Hzは27.5dBとなるので，25dBにするか，30dBにするか検討する．500Hz，1000Hz，2000Hzの3周波数をなるべく水平にするために2000Hzは25dBとする．

250Hzはなで肩にするために20dB→25dBにする．
4000Hzは30dBでなで肩になっているので，そのまま30dBとする．

練習問題 1

症例: 48 歳, 女性（無職）

【主訴】
一側性難聴（右側）

【現病歴】
数年前に右突発性難聴に罹患し, 入院加療を受けるも難聴が残った. 改善することはないと言われ, 半ば諦めていた. 日常会話は成り立つが, 右から話しかけられたりすると聞きづらく不便であった. テレビの音量も大きくしてしまうし, 方向感も悪いため, つらくて来院した.

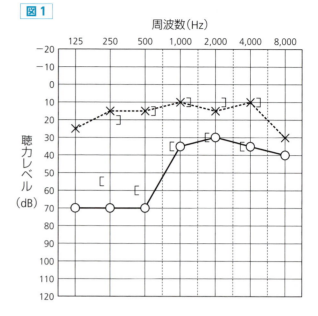

図 1

問題: 片耳装用（右耳）とする場合, 上のオージオグラムに目標とする装用閾値を記載して下さい.

練習問題 1 の **解答と解説**

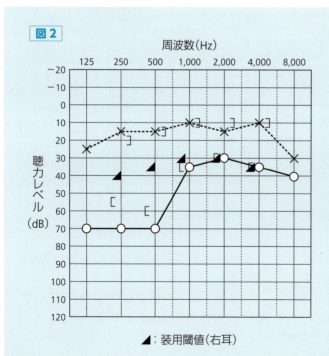

図 2

▲: 装用閾値（右耳）

　ハーフゲインを考えた場合, 1000Hz の装用閾値は 15〜20dBHL となりますが, 500Hz 以下の低音域とのバランスが極端に悪くなるため, 1000Hz の装用閾値を 30dB にして低音域とのバランスを取るようにするとよいでしょう.

練習問題2

症例:58歳,女性(無職)

【主訴】
両側難聴

【現病歴】
以前から聞きづらさはあったが,生活はできていた.現状もある程度聞き取れてはいるが,周囲に迷惑をかけたくないと感じて来院した.最近,ボソボソ話す人の声が特に聞きづらくなった.聞き返すことも多くなったと感じる.そのため補聴器をつけてみたいと考えて来院した.

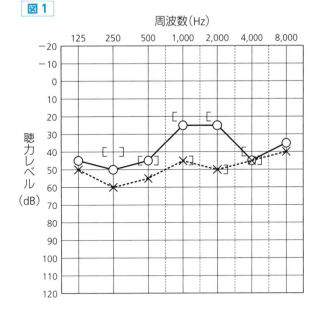

図1

問題:両耳装用とする場合,上のオージオグラムに目標とする装用閾値を記載して下さい.

練習問題2の**解答と解説**

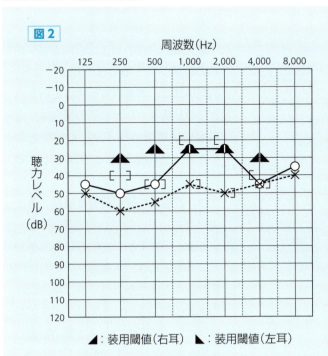

図2

左右差のある聴力で,それぞれにハーフゲインを考えた場合,当然のことながら装用閾値には左右差が生じてしまいます.

そのため非良聴耳から装用閾値を考え,それに良聴耳を合わせるように装用閾値を決定します.一方,左右差が大きい場合には左右別に最良となる装用閾値を検討することとなります(次の練習問題3を参照).

練習問題 3

症例：73 歳，女性（無職）

【主訴】
両側難聴

【現病歴】
左耳は 10 年以上前，突発性難聴に罹患してからほとんど聞こえない．その後，右耳も徐々に悪くなってきてしまった．会話は何とか聞き取れるが不自由することが多い．日常生活において不自由が多く，家族からの指摘も増えてきた．テレビの音も外まで聞こえるなどといわれることも多く，せめて会話が普通に聞き取れるようにできればと思い，来院するに至った．

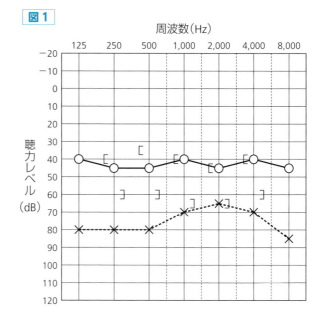

図1

問題：両耳装用とする場合，上のオージオグラムに目標とする装用閾値を記載して下さい．

練習問題 3 の**解答と解説**

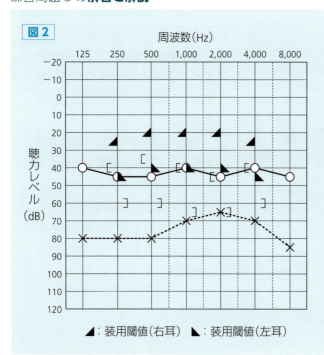

図2

聴力の左右差の大きな症例です．左右のバランスを取ろうと考えた場合，右側はほとんど増幅をしないということになります．しかしその場合は，結果的に装用閾値は 40dBHL 程度となるため，装用効果としては不十分です．そのため左右差が比較的大きい場合は，左右別に装用閾値を検討するとよいでしょう．ただし左右差が 40〜50dBHL 程度でかつ左右の聴力型が似ている場合には，非良聴耳の聴力が陰影聴取の可能性もあります（非良聴耳の本当の聴力はもっと悪い可能性があります）．この場合は，まず聴力検査の結果を再確認したほうがよいでしょう．

3 適正な特性図を知る

補聴器の調整を行う上で，特性図が読めることと，正しく特性図を測定できることは欠かせない知識と技術です．特性図とは補聴器の出力を示す図のことで，補聴器周波数特性装置（図 5-10）を用いて測定することができます．ここでは，特性図の読み方と特性図測定時の注意点について説明します．

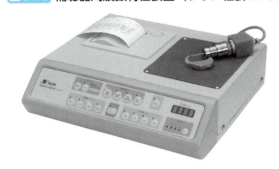

図 5-10 補聴器周波数特性装置（リオン社製 LH-31）

図 5-11 最終目標となるファンクショナルゲイン・特性図（60, 90dBSPL 入力時の出力音圧レベルの特性）と利得・圧縮の算出

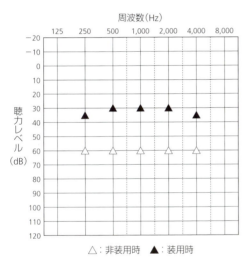
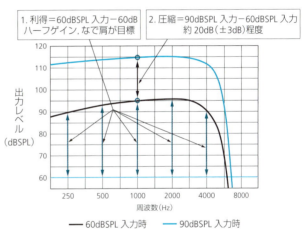

△：非装用時　▲：装用時　　　　　── 60dBSPL 入力時　── 90dBSPL 入力時

❶ 特性図の読み方

特性図を読む上で着目すべきは，60dBSPL 入力時と 90dBSPL 入力時の出力音圧レベルを示す 2 つの曲線です（この曲線を特性曲線といいます）．この 2 本の曲線の読み方を説明していきます．

① 60dBSPL 入力時の特性曲線で，利得を算出

補聴器を装用する目的は，会話を聞き取りやすくすることにあります．60dBSPL 入力は会話音を想定しており，これに対する増幅量を利得として考えます．その計算式は以下のようになります．

利得＝60dBSPL入力時の出力音圧－60dBSPL

これを250，500，1000，2000，4000Hzの5周波数で個別に計算します（**図5-12**）．この値が先ほど説明した'ハーフゲイン，なで肩'程度となることを目標にします．つまり，500，1000，2000Hzはハーフゲイン程度，250，4000Hzはハーフゲイン－5dB程度を目安にします．実際の症例では，先述した装用閾値の計算方法で装用閾値の目標を決めて，その装用閾値と聴力レベルの差で利得を決めることになります．

図5-12 特性曲線（60dBSPL入力時）から利得を算出する

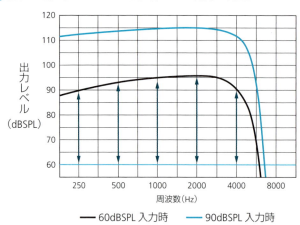

コラム5-2　　　　　　　　　　　　　　　　　　　　　　　アドバンス

より正確な利得算出のための補正値（表）

補聴器の特性測定ではヒトの耳ではなく$2cm^3$カプラ（図）を用いているため，厳密にはその差を考慮する必要があります．よって，特性図を用いてより正確に利得を知りたい場合は，特性図より算出した利得に表の補正値を加算して利得を算出することになります．

表 補正値

周波数（Hz）	250	500	1000	2000	4000
補正値（dB）	3.5	2.5	3	－3.5	－5.0

図

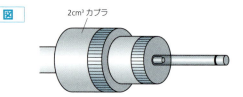

② 90dBSPL 入力時の特性曲線は，60dBSPL 入力時の特性曲線との差でみる

60dBSPL が会話音を想定しているのに対し，90dBSPL はより大きな音を想定しています．大きな音をどのぐらい増幅するかを，90dBSPL 入力時の特性曲線で決めることになります．大きな音をより大きく増幅してしまうと，快適に補聴器を使用することができず，長時間装用が難しくなるという問題があります．

アナログ補聴器の時代は，入力音圧に対する増幅量が一定であるリニア増幅でした（**図5-13**）．ダイナミックレンジが狭い感音難聴例においてリニア増幅を行うと 90dBSPL 以上の音が入った場合に不快閾値を超えてしまうことがよくありました．

デジタル補聴器が主流となった現在では，入力音圧に対する増幅量を変えることが可能となりました．これにより大きな音が入力されても，それに対する増幅量を小さくすること（これを圧縮といいます）で不快閾値を超えないようにすることが可能になりました．この増幅方法をノンリニア増幅（**図5-13**）といい，これが可能になったことで快適に長時間装用することが比較的容易になりました．

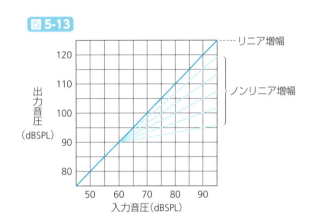

図 5-13

特性図において，90dBSPL 入力時の特性曲線と 60dBSPL 入力時の特性曲線との差で圧縮の程度をみることができます（60dBSPL 入力時の特性曲線が適切であることが大前提となりますが）．圧縮の程度については，弱すぎる（差が大きすぎる）と不快感が強く，強すぎる（差が小さすぎる）と不快ではないが音が歪むことになるので，当科では以下を目安にしています．

圧縮＝ 90dBSPL 入力時の出力－ 60dBSPL 入力時の出力＝ 20dB ± 3dB

特性図において，90dBSPL 入力時の特性曲線と 60dBSPL 入力時の特性曲線の差が 17 〜 23dB となるように調整を行います．幅広い周波数（250 〜 4000Hz）において，同じぐらいの差（圧縮）になっていることが望ましいと考えます．

一般的に，調整初期は不快感が強い時期のため圧縮をやや強くします（2 本の特性曲線の差は小さくなります）．圧縮

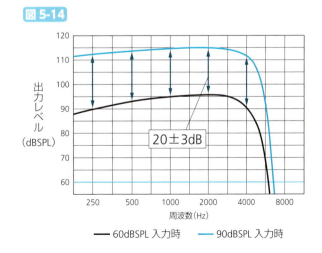

図 5-14

は17〜20dBが目安です．調整が進むに従って圧縮を弱く（特性曲線の差を大きく）していくことになります．圧縮は20〜23dBが目安です．

また，難聴が軽度になるほど圧縮はやや強めで，難聴が高度になるほど圧縮は弱めになる傾向があります．いずれにしろ，圧縮は20dB±3dB程度となるのが望ましく，その範囲内で微調整をするのがよいでしょう．

＊注：以後，単に「出力」と表現している場合は，90dBSPL入力時の出力を指すものとします．

コラム 5-3　アドバンス

圧縮率について

圧縮については，調整画面上において90dBSPL入力時の特性曲線を上下することで調整しますが，補聴器メーカーによっては圧縮率の数値を入力して調整する場合があります．よって，圧縮の数値から圧縮率を算出する方法を知っておくと便利です．計算式は以下のようになります．

> 圧縮率＝ 30 ÷（90dBSPL入力時の出力－ 60dBSPL入力時の出力）

つまり，圧縮率＝ 30 ÷圧縮ということになります．

例えば図5-14の特性表の場合，1000Hzの圧縮率＝ 30 ÷（115 － 95）＝ 1.5 となります．

圧縮率の値が1であるとリニア増幅，数値が1より大きい場合はノンリニア増幅となります．

圧縮率の目安は，圧縮を20dB±3dBとすると，1.5±0.2（1.3〜1.7）となります．調整の初期は，圧縮率が1.5〜1.7程度，調整が進むに従って圧縮率は1.3〜1.5程度になることが望ましいでしょう．

コラム 5-4　豆知識

ニーポイントとは？

増幅量は各音圧レベルで変えることができ，その分岐点をニーポイントといいます（図）．

ニーポイントを何dBに設定するか決まったものはありませんが，当科では50〜55dBSPL程度にすることが多いです（図ではニーポイントは60dBになっています）．

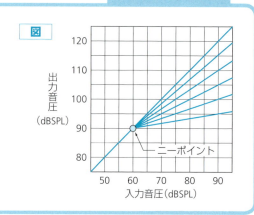
図

コラム 5-5　　　　　　　　　　　　　　　　　　　　　　アドバンス

最大出力にも注意する

　最大出力は補聴器から出せる出力の最大値です．この値は器種によって大きく異なり，140dBSPL以上の音を出せるものもあります．一般的には音響外傷のリスクが高くなる130dBSPLを超えないように，最大出力制限装置にてその上限値を設定します．これは調整に用いるソフトのコンピューター画面上で確認することになります（図）．

　これを特性図にて確認する場合，100dBSPL入力時の特性曲線で代用することになりますが，100dBSPL入力時の特性測定ができない周波数特性測定装置も多いです．その場合は，90dBSPL入力時の出力の音圧レベルで概ね把握することになります．いずれにしろ，コンピューター画面上で最大出力制限が問題ないことを確認する癖をつけておきましょう．

　また，「最大出力は不快閾値を超えないこと」とするのが一般的のようですが，当科では参考程度にしています．その理由として，不快閾値は経時的に変化すること（装用期間が長くなると，不快閾値が上昇することが多い），不快閾値と実生活における不快感は異なること，不快閾値にとらわれ過ぎるとやや大きな音が増幅されず明瞭度が下がること，などがあります．

図　最大出力制限の設定（調整画面）

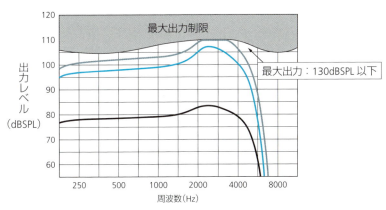

演習

オージオグラムから最終目標とする特性を考える

　先ほどは，オージオグラムよりファンクショナルゲイン（装用利得）を算出する方法を練習しました．ここでは，その利得を用いて目標となる特性図（特性曲線）を作成する練習をしましょう．これができるようになると，特性図をチェックして誤った調整を検出することができますし，適切な調整を調整者に指示することができるようになります．
　ポイントを再度まとめてみましょう．

① 利得はハーフゲイン，水平＆なで肩
② 圧縮（圧縮率）は 20 〜 23dB（1.3 〜 1.5）程度

　利得は会話音が快適に聞き取れるレベルになるように，ハーフゲイン程度を目標とします．低音域の音が入りすぎると暗騒音を拾いやすくなるため，250Hz は少し弱めになるように設定をしています．これと同様に高音域の音は響く・割れるなどの不快感の訴えが強いため，4kHz を少し弱めになるように設定しています．ただし，ことばの聞き取りを考えて，4kHz までハーフゲイン程度に設定することもよくあります．

　適切な特性図を作成する練習といっしょに，「役に立たない補聴器」の特性図とはどういうものかを知っておきましょう．
　まず，その特性図からその調整状態の補聴器を装用したときの装用閾値を算出してみましょう．
　次に，患者のオージオグラムから適切な装用閾値を計算して，適切な特性曲線を書く練習をしてみましょう．
　これができるようになれば，調整者が不適切な調整を行った場合でも，適切な調整に変えるように指示することができるようになります．

練習問題 4

症例：74 歳，男性（無職）

【主訴】

両側難聴

【現病歴】

難聴は 10 年以上前からあり，補聴器も何回も購入してきた．しかし，どれをつけても音が響いたり，割れたりして聞き取りにくい．補聴器販売店で補聴器を購入し（右耳掛け型，1 台 180,000 円），何度も店舗には行ったが，ハウリングはするし，はっきり聞こえるようにもならなかった．もう諦めていたが，最後と思って来院した．所有の補聴器で調整を行うこととなった．

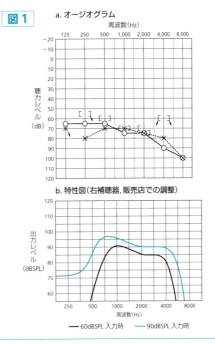

図1
a. オージオグラム
b. 特性図（右補聴器，販売店での調整）

問 1：
1. 特性図（図 1b）から 250Hz 〜 4kHz の利得を算出して下さい．

2. 特性図から 1kHz の圧縮率を算出して下さい．

3. 右のオージオグラムに 1. で算出した利得から予想される装用閾値（250Hz 〜 4kHz）を記載して下さい．

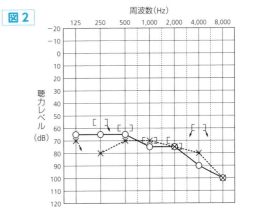

図2

解答例と解説

1.

250 Hz	500 Hz	1k Hz	2k Hz	4k Hz
0 dB	0 dB	30 dB	25 dB	20 dB

2. 6.0   計算式：30 ÷ (96 − 91)

3.

250 Hz	500 Hz	1k Hz	2k Hz	4k Hz
65 dB	65 dB	45 dB	50 dB	70 dB

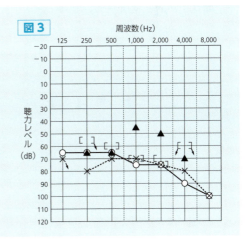

図3

問2：以下のオージオグラムから，右耳について最終目標とする装用閾値と特性図をオージオグラムと特性図に記載して下さい．

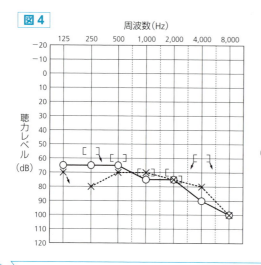

図4

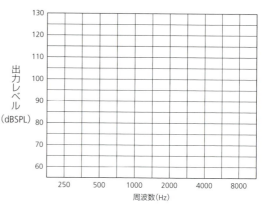

解答例と解説

ハーフゲインで利得を算出しますと 32.5, 32.5, 37.5, 37.5, 45dBSPL となります．ハーフゲイン，水平＆なで肩を考慮すると装用閾値は 35, 35, 40, 40, 45dBHL（▲）が解答例となります．その値から5周波数の利得を計算すると，30, 30, 35, 35, 45dB となりますので，60dBSPL 入力時の特性曲線は図5bの --- となります．さらに +20dBSPL したものが 90dBSPL 入力時の出力となります（図5b---）．しかし，臨床場面でこのような設定にしてしまいますと，低音域の過多と特性曲線の高音域に生じたピークのせいで，音が強く響くという訴えが頻出することが予想されます．そのため，臨床上の模範解答は低高音域を少し弱めに設定します（図5a ▲，図5b ——）．こうすると低音過多の際に生じる耳閉感やことばの聞きづらさ，高音域にピークが出てる場合によく生じる響き感や高い音に対する煩わしさを弱めることができます．

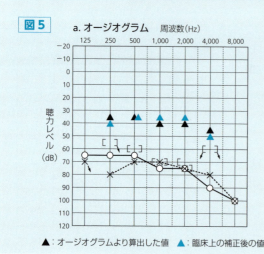

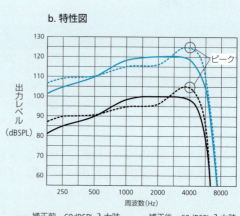

図5　a. オージオグラム　　b. 特性図

▲：オージオグラムより算出した値　▲：臨床上の補正後の値

----補正前・60dBSPL入力時　——補正後・60dBSPL入力時
----補正前・90dBSPL入力時　——補正後・90dBSPL入力時

練習問題 5

症例：79 歳，男性（無職）

【主訴】

両耳難聴

【現側歴】

10 年以上前に右突発性難聴に罹患した．入院加療するも聴力は改善しなかった．左は徐々に聴力が低下し，仕事上で不自由を感じるようになり，補聴器店にて補聴器を購入した（左耳装用，オープン型，1 台 280,000 円）．店舗にて何度か調整をしてもらったが，装用しても全く効果がない．所有の補聴器で聞こえるようにして欲しいと来院した．

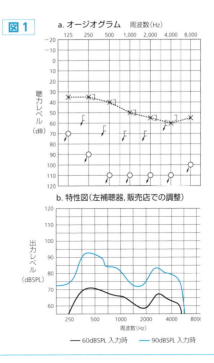

問 1：
1. 特性図（図1b）から 250Hz 〜 4kHz の利得を算出して下さい．
2. 特性図から 1kHz の圧縮率を算出して下さい．
3. 右のオージオグラムに 1. で算出した利得から予想される装用閾値（250Hz 〜 4kHz）を記載して下さい．

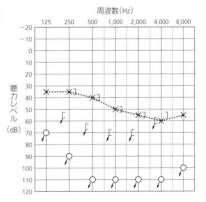

解答例と解説

1.

250 Hz	500 Hz	1k Hz	2k Hz	4k Hz
−4 dB	10 dB	6 dB	−1 dB	3 dB

2. 2.0　計算式：30 ÷ (82 − 67)

3.

250 Hz	500 Hz	1k Hz	2k Hz	4k Hz
35 dB	30 dB	45 dB	55 dB	55 dB

密閉型であれば，▲の装用閾値が得られるはずですが，このケースはオープン型（89 頁参照）を使用していましたので，実測値は低中音域のファンクショナルゲインが得られず，▲のような結果となります．

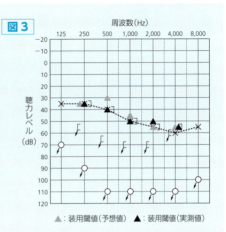

問2：以下のオージオグラムから，左耳について最終目標とする装用閾値と特性図を
オージオグラムと特性図に記載して下さい．

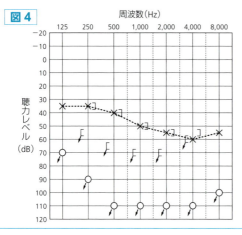

図4

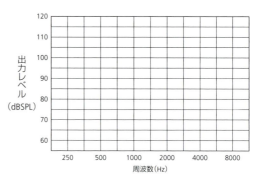

解答例と解説

この症例は，1kHz以下の低中音域も増幅する必要がありますので，オープンフィッティングの適応ではありません．そのためオープンフィッティング型補聴器から通常の補聴器に変更するために，耳栓を密閉型に変更してフックとチューブを換える必要があります．

その上で必要な増幅を行うことになりますが，ハーフゲインで利得を算出しますと17.5，20，25，27.5，30dBSPLとなります．装用閾値としては20，20，25，25，30dBHL（図5a▲）が解答例となります．しかし，ここで問題になるのは250～500Hzの扱いです．低音域をハーフゲインの原則にならって増幅すると，250と500Hzの装用閾値は20dB程度となりますので，低音強調の調整状態となってしまいます．そのため低音域を加減して弱めに増幅するとバランスのよいハーフゲイン，水平＆なで肩の形になります（図5a▲と──）．また90dBSPL入力時の出力を利得+20dBとしてしまいますと，250Hzにて90dBSPL入力時の出力が90dBSPLを下回り，90dBSPLを入力したのに90dBSPL以下の出力となる，いわゆる'耳栓状態'となってしまいますので，その部分の圧縮率を下げてあげるとよいでしょう（図5b↑部）．

図5

a. オージオグラム

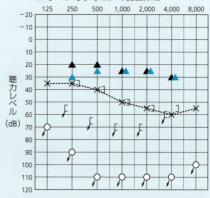

▲：ハーフゲインで算出　▲：修正後（水平＆なで肩）

b. 特性図

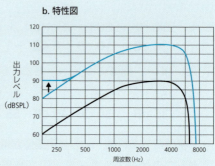

── 60dBSPL入力時　── 90dBSPL入力時

練習問題 6

症例：61 歳，男性（無職）

【主訴】

両側難聴

【現病歴】

聞き取りはだいぶ前より悪く，最近ではかなり聞こえにくかった．そのため眼鏡店にて補聴器を購入した（左耳あな型，1 台 320,000 円）が，効果はほとんどなかった．店舗では購入時に調整をしてもらった．その後は特に何もしてもらっていない．とにかく不自由することが多く，何とかしてもらいたいと来院した．

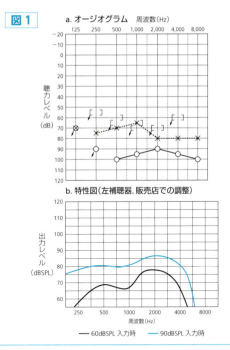

図1
a. オージオグラム
b. 特性図（左補聴器，販売店での調整）

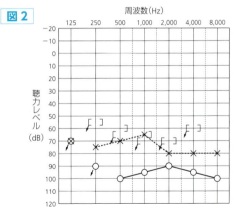

図2

問1：
1. 特性図（**図1b**）から 250Hz ～ 4kHz の利得を算出して下さい．

2. 特性図から 1kHz の圧縮率を算出して下さい．

3. 右のオージオグラムに利得から予想される 250Hz ～ 4kHz 装用閾値を記載して下さい．

解答例

1.

250 Hz	500 Hz	1k Hz	2k Hz	4k Hz
−2 dB	8 dB	6 dB	18 dB	6 dB

2. 2.0　計算式：30 ÷ (82 − 67)

3.

250 Hz	500 Hz	1k Hz	2k Hz	4k Hz
75 dB	60 dB	60 dB	60 dB	75 dB

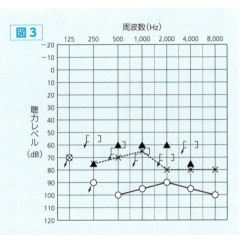

図3

問2：以下のオージオグラムから，左耳について最終目標とする装用閾値と特性図をオージオグラムと特性図に記載して下さい．

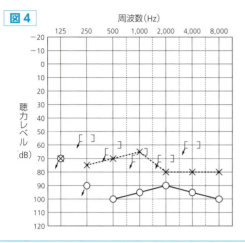

図4

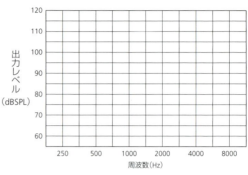

解答例と解説

ハーフゲインで利得を算出すると37.5，35，32.5，40，40となり，装用閾値としては40，35，35，40，45dBHL（図5a▲）が解答例となります．そこから+20dBSPLしたものを90dBSPL入力時の出力とします（図5b---　---）．

この症例の場合では，所有の補聴器を持参して受診されていますので，まずはその補聴器で試してみます．前述のように耳あな型の適応聴力レベルは40〜60dBHLと考えていますが，最近では耳あな型でも高出力のものもありますので，諦めずにまずは試しに調整を行ってみるとよいでしょう．稀に何とか補聴器の出力が足りて，適合できる場合もあります．しかし，今回のケースでは可能な限りの増幅をしても出力の限界があり，適合できませんでした（図5a▲と図5b −・−　−・−）．

この症例では結果的に買い替えが必要となりましたが，両側70dBHL以上であったため，身体障害者手帳の申請を行い，6級を取得しました．結果的に高度難聴用耳掛け型補聴器を，福祉手続きを行って取得し，適合を行う形となりました．最終的には35〜40dBHL程度で装用閾値を得るに至りました（図5a▲と図5b— —）．

図5

a. オージオグラム

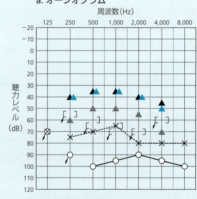

▲：目標の装用閾値　▲：実際の装用閾値
▲：調整後の装用閾値（本人所有の耳あな型）

b. 特性図

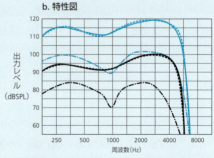

コラム 5-6　　　　　　　　　　　　　　　　　　　アドバンス

圧縮率を上げることの問題点

　圧縮率はその値が高くなるほど，大きくてうるさい音の増幅が小さくなっていることを示します．つまり圧縮率を上げることで大きな雑音に対するうるささを軽減することができます．しかしその一方で，圧縮率が高すぎると音に歪みが生じて，ことばの明瞭性が損なわれることがあります．他機関で補聴器を購入して，「補聴器が役に立たない」といって受診した患者の中には，圧縮率が 2.0 以上の高圧縮となっているケースをよく目にします．例えば，圧縮が強すぎて 90dBSPL 入力時の出力が 90dBSPL を下回るような特性曲線となっている症例です（図 1 ↓）．この場合，90dBSPL の音が入った場合，90dBSPL より小さく聞こえることになり，補聴器による音の増幅が行われない，いわば耳栓状態です．これらのケースは，結果的に装用時の最良の語音明瞭度が非装用時を下回ったり，音圧レベルを上げると明瞭度が低下したりします（図 2 ↖）．そのため圧縮率の設定には，快適性と明瞭性の両立が重要となります．基本的には圧縮率は 1.3 〜 1.7 の範囲として，大きな音のうるささは脳が変化して慣れるのを待つことが望ましいと考えます．

図1　高い圧縮率の特性図（90dBSPL 入力時に 90dBSPL 未満となっている．いわゆる耳栓状態）

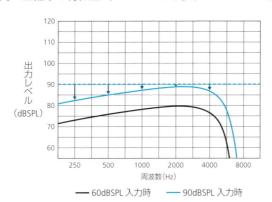

図2　圧縮が強すぎるため 60dBHL で明瞭度が大きく低下する例

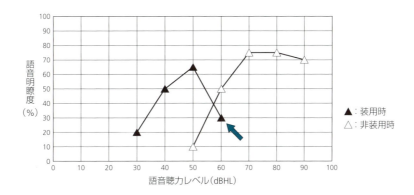

❷ 特性図測定時の注意点➡機能はオフ ＆ 曲線は乱れていないか？

① 測定は補聴器の機能（雑音抑制，指向性，ハウリング抑制など）を全て切った状態で行われているか？

　いずれかの機能が1つでもオンとなっていれば，正確に特性測定を行うことはできません．例えば雑音抑制が入っていれば特に低音域の特性が，ハウリングキャンセラーを入れていれば90dBSPL入力時の出力が大きく乱れてしまいます．そのため，補聴器の出力がどうなっているかを確認するには，全ての機能をオフにした状態で特性測定を行う必要があります．

② 特性曲線は不要なピークやディップ，乱れなどがなく滑らかであるか？（図5-15）

　図のように特性曲線に乱れがある場合は，取り直しを行います．機能をオフにしていない場合や，補聴器がカプラに正しく接続できていない場合は特性曲線が図のように乱れますので，まずはそれをチェックします．機能が全てオフになっており，接続にも問題なく，測定方法にも誤りがない場合は，補聴器本体の故障が考えられます．また不要なピークに関しては，調整やアコースティックダンパー（ダンパー，コラム5-11，99頁参照）などを用いて直すと特性曲線は滑らかになり，補聴器からの音による不快感を改善することができます．

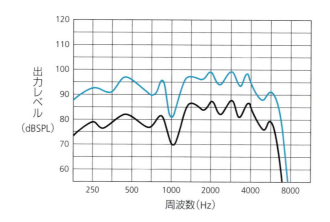

図5-15 乱れがある特性曲線の例

2 初回調整

まず調整とは何かを考えてみます．

補聴器診療において'調整'と聞いて思い浮かぶものは，やはり**補聴器**の調整でしょう．補聴器の調整はその良し悪しによって，患者さんの得る装用効果を大きく左右しますので，適切に行う必要があることはいうまでもありません．しかし，補聴器診療における調整は，補聴器の調整だけではありません．そこには，**患者さん自身の考え方や行動の調整，家族の調整**（コミュニケーションの方法など），**周辺環境の調整**などが含まれます．初期調整期間(購入までの3カ月間)においては，主に補聴器の調整と患者さんの調整(説明や装用指導など)を行い，できればその家族（指導）と環境調整まで実施できるとよいでしょう．

では，いよいよ補聴器未経験者が初めての補聴器装用を行います．ここでは，**❶調整者が行う説明，❷初期設定，❸初回装用時の状態確認と対処**について解説します．装用を継続して効果を上げるために，初回調整は調整のなかでは最も時間をかけて行うことになります．では順を追って説明していきましょう．

❶ 装用前に調整者が行う説明

ここまでで，患者さんは医師により補聴器を用いた聴覚リハビリテーションの概要を説明されています．ここでは，より具体的でより実践的な内容を調整者（言語聴覚士や補聴器業者）が説明することになります．

実際に当科で言語聴覚士が行っている説明内容を例としてあげました．参考にしてみて下さい．

調整者の説明：ちょっとした工夫

● **私たちは，'補聴器が耳の代わりとなる'レベルを目指しています．**
　①いつも聞こえる状態，補聴器があっても違和感がない状態にしたい．
　②検査結果に合わせるだけではなく，あなたの生活にも合わせて調整をします．
　　（そのため時間をかけて，何度もお会いして話を伺い，調整をする必要性があります）
　③そのため3カ月間，頻回に（基本は週1回）調整を行います．
　④効率的に補聴器からの音に慣れて，効果を得るために常用してもらいます．
　　（装用時間が短いと難聴の脳が変わっていかないため，補聴器の音に慣れません）

● **初めて補聴器を装用するとこんな感じです**
　①今日から賑やかに聞こえるようになります．
　②難聴が重い方ほど装用前との差が大きく，うるさく感じてしまうものです．

③世の中は音に溢れていますので，外はうるさいですし，家の中も意外と賑やかです．
　　④でも昔（健聴時）はもっと聞こえていたことを忘れずに．
　　⑤頑張って常用を続けていれば，脳が変わって補聴器からの音に少しずつ慣れてきます．
　　⑥でも車の音や子どもの泣き声など，うるさい音はやっぱりうるさいものです．
　　⑦一方で，うるさい分だけ会話も聞こえますし，よいこともいろいろあると思います．

● **補聴器と電池のことも知っておきましょう**
　　①耳栓と本体からなっており，ボリュームとボタンがあります．
　　②ボリュームとボタンは動かないように設定してあります．音量はそのままです．（音量が動くとどの状態で問題があるかわからず，調整が難しく操作も複雑になるため）
　　③電池の向きと入れ方の説明：電源の ON/OFF は電池蓋の開け閉めで行います．
　　④電池の購入場所と価格，捨て方，誤飲の危険性についての説明．
　　⑤補聴器の扱い方，装用方法と注意点（故障・紛失のリスク）．

● **初回調整の状態はこんなイメージです**
　　①補聴器の音は必要量の 70% で，弱めの設定になっています．
　　②それでも補聴器を装用しない状態よりは賑やかだし，うるさく感じるでしょう．
　　③でも昔（健聴時）はもっと賑やかに大きく聞こえていたことをお忘れなく（しつこく強調）．

● **補聴器はこんなふうにつけてみて下さい**
　　①補聴器は朝起きたらつけて，寝る時に外してください．
　　②外すのは入浴時と睡眠時のみ．それ以外は基本的につけておいてください．
　　③ 1 人の時でも，会話をしない時でもつけておいてください．
　　④ずっとつけていれば，補聴器からの音に徐々に慣れていきます．

● **次回の再調整時（できれば 1 週間後）はまだこんな感じです**
　　①初回調整しかしていない補聴器の完成度はまだまだ低い状態です．そのため問題点は山積みです．
　　②今日は目標の 70% に合わせただけで，あなたの生活に合っているわけでは

ありません．ですから次回の時点では，まだ満足が得られるわけもなく，問題点はいろいろ出てくるはずです．

● **効果を上げる再調整を行うために，次回教えて欲しいことはこんなことです**
①頑張ったけれど慣れることができなかった点，問題点について教えてください．それはこちらで調整をして直します．調整もまだまだ不十分ですから．
②効果を上げるためには頻回の調整が必要です．そのためにはたくさん使ってもらって，感じたことを率直に包み隠さず教えてください．
③言いたいことを言ってくれる方ほど効果はどんどん上がるものです．
私たちは情報があればあるほど直しやすいからです．逆に，心優しく'大丈夫，何もないよ'と言われると，かえって調整が進まずこちらは困ってしまいます．

コラム 5-7　　　　　　　　　　　　　　　　　　　　　　　　　　　アドバンス

患者さんに「補聴器の限界」を強調するべきか？

「補聴器には限界があります」という説明は，補聴器販売や補聴器診療の場面でよく聞かれることばかもしれません．補聴器の限界を患者さんに説明して欲しい，と医療者に依頼する補聴器業者もいると聞きます．果たしてこのことは，補聴器診療においてプラスになるのでしょうか？

「補聴器には限界があります」は，患者さんの思い描く理想と，補聴器を装用する現実は同じではない，ということを説明するのに利用されていると想像します．患者さんの思い描く理想とは，

・補聴器によって，健聴だった頃の聞き取りに戻る
・補聴器の器械の力で，雑音は聞こえず，ことばだけ聞き取れるようになる

などがあります．確かにその理想を実現するのは不可能であり，その意味では補聴器に限界がある，ということになるのでしょう．であれば，その理想を具体的に説明して，それは達成できないという意味で限界を説明することは意味があると思われます．しかし，ただ「補聴器に限界がある」ということばだけを説明された場合，患者さんは「補聴器なんて大して役立つものではないのだ」と誤解して，モチベーションは下がります．頑張りが必要なリハビリテーションを前に，効果はそんなに期待できないといわれて頑張り続けることができる人は，どのぐらいいるのでしょうか？患者さんを励ましてやる気にさせることも医療者の役割であり，言い訳のように「補聴器に限界がある」と話すことは，少なくともリハビリテーション初期には行わない方がよいでしょう．我々は，「今よりも聞き取りを改善させる．何

歳になってもそれは可能である.」とモチベーションを上げる工夫をしています.

　第 1 章でも述べましたが，補聴器診療で可能なことは，「患者さんの聞こえの力を最大限に引き出すこと」です．我々はそれを「補聴器非装用時の最良の語音明瞭度を，補聴器装用時において会話音圧帯で達成させること」と考えています．よって補聴器診療の限界点は，「患者さんの最良の語音明瞭度」となります．つまり，限界があるのは補聴器というよりは患者さんの聞き取りの力であり，それを最大限に引き出した状態を経験してもらい，その状態が限界であると知ってもらうことが我々の仕事です.

　これは想像になりますが，補聴器の限界を患者に説明して欲しい，と医療者に依頼する補聴器業者の中には，自分の調整技術や説明指導の不足を棚に上げて，「補聴器には限界があるから，このぐらいで妥協して，補聴器を購入して欲しい.」と考えている方がいるのかもしれません．そのような依頼を受けた場合は，「まずはお互い協力して，患者さんの聞こえの力を最大限に引き出す調整をしましょう．それが達成できた時点で，それが限界であることを説明します.」と対応することをお勧めします.

限界があるのは補聴器というよりは患者さんの聞き取りの力である．補聴器診療で可能なことは，「患者さんの聞こえの力を最大限に引き出すこと」である．

2 補聴器の初期設定

　ここでは以下の順で初期設定を行います．コンピューター画面上で設定するものについては，必ず特性図を取って設定通りになっているか確認しましょう（コンピューター画面はあくまで目安であって，実際の補聴器からの出力を示すものではありません）．

❶ 利得の設定
❷ 圧縮の設定
❸ 最大出力制限の設定
❹ 機能，ボリューム，プログラムの設定
❺ 耳栓の選択

❶ 利得の設定

　感音難聴例では，最終的な目標利得であるハーフゲイン程度(低・高音域は－5dBSPL)の70％程度に設定します．このレベルなら，患者の多くは聞き取りの改善を自覚することができ，かつ不快感を何とか我慢できて装用を継続できます．伝音難聴や混合難聴例では補充現象が少ないため，特に伝音難聴例は初回調整時から80～90％の利得を入れていきます．

　60dBHLの感音難聴で水平型の患者を例にして考えてみましょう．この場合，ハーフゲインは30dBSPLとなりますので，その70％は21dBSPLとなります．まずパソコン画面上である程度合わせた上で，特性図を確認しながら微調整を行います．

　各周波数帯における聴力レベルが同じであれば，このように単純な計算で済みますが，実際には周波数帯ごとに聴力レベルは異なります．そのため周波数帯ごとに個別に計算することになります．また特性曲線に不要なディップやピークが出る場合には，それらがなるべく目立たなくなるように微調整が必要です．

　また高音急墜型や山型，谷型などの調整が難しいと言われている聴力型の場合は，ハーフオクターブ（コラム5-8）にても聴力検査を行い，その周波数帯における利得も計算すると，より高い精度で調整を行うことができます．

コラム 5-8　　　　　　　　　　　　　　　　　　　　　　　豆知識

ハーフオクターブとは？

　オージオグラムで用いられる周波数は，オクターブ刻み（125，250，500，1000，2000，4000，8000Hz）となっています．これらのうち，500Hz以上の周波数帯では，ハーフオクターブ（750，1500，3000，6000Hz）の測定も可能です．隣り合う周波数の聴力レベルの差が大きい場合は，これらの周波数帯についても適宜評価を加えるとよいでしょう．

❷ 圧縮の設定

　初回調整時の圧縮（圧縮率）は 17 〜 20dB（1.5 〜 1.7）程度，ニーポイント（コラム 5-4，72 頁）は 50 〜 55dB 程度に設定をしています．現在では圧縮率，ニーポイント共に調整画面上（プルダウン方式）で簡単に選択できるようになっています．圧縮の程度については，必ず特性図にて確認します．60dBSPL と 90dBSPL 入力時の出力音圧レベル（特性曲線）の差が 17 〜 20dBSPL となっていればよいでしょう．

❸ 最大出力制限の設定

　当科では，90dBSPL 入力時の出力音圧レベルが最大出力制限に干渉せずかつ 130dBSPL 以上にならないように，最大出力制限をコンピューター画面上で設定します．できれば 100dBSPL 入力時の特性曲線でも確認しましょう．

【オージオグラムと特性図を用いて初回設定が適切か確認をしましょう】
　① 利得：ハーフゲインの 70％（装用閾値が，ある程度水平＆なで肩となるように）
　② 圧縮：17 〜 20dB（圧縮率：1.5 〜 1.7）
　③ 最大出力制限：130dBSPL 未満
　④ 不要なピークは除去

図 5-16 初回調整の方法と初回調整値

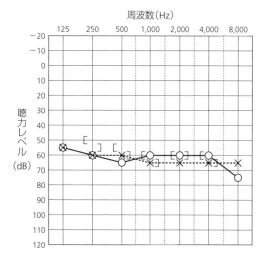
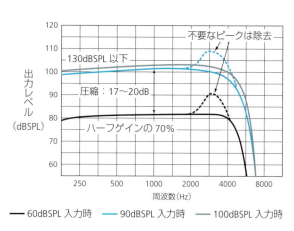

コラム 5-9　　　　　　　　　　　　　　　　　　　　　アドバンス

オープンフィッティングにおける初回調整と注意点

　オープンフィッティングを行う際も，利得や圧縮，最大出力制限の設定は基本的に同じです．ただしオープンフィッティングを行った際には，**音場での補聴器装用閾値の測定を頻回に実施する必要**があります．特に初回調整時は必須といえます．その理由は以下のとおりです．

　オープンフィッティングでは，巨大なベント（穴）が開いたオープンドーム耳栓（図1）を使用します．オープンフィッティングのよい適応とされる低音域の聴力レベルが正常の軽度高音障害型難聴例では，密閉型耳栓やイヤモールド（図2）を用いるとこもり感が生じます．それを解消させるためにベントを使用して，こもり感を軽減すれば快適に装用できるようになります．

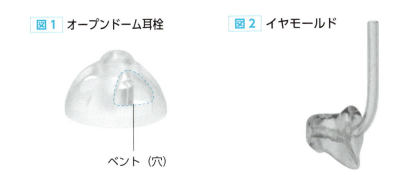

図1　オープンドーム耳栓　　　図2　イヤモールド
ベント（穴）

　しかし，その一方でベントは増幅した音を逃がしてしまう作用もあるため，コンピューター画面上で設定した増幅量どおりに音が入らないということがよくあります．耳栓を用いないで測定する特性図ではこのことを検出できません．そのため，それを評価する方法として**音場での補聴器装用閾値の測定**を行うことが推奨されます．その結果に基づいて調整を行えば，適切な調整を行うことができます．実耳挿入利得の測定（175頁参照）でも同様のことを評価できますが，音場での補聴器装用閾値測定の方が簡便です．当科ではオープンフィッティングを行った場合，初回調整時には**必ず**音場での補聴器装用閾値の測定を行っています．この際のファンクショナルゲインがハーフゲインの70％程度になるように利得を設定し，その上で圧縮率や最大出力制限の設定を行うようにしています（図3）．

　オープンフィッティングの場合は，面倒でも必ずここまで初回調整の時に行いましょう．コンピューター画面上や特性図にて適切な調整を行ったつもりでも，全く音が入っていないことはよくあります（症例参照）．患者さんは診察室ではこんなものかと思っても，家に帰れば生活の中で効果がないことはすぐにわかります．そうなると，補聴器に対する期待も調整者に対する信頼も失われてしまうことになりかねません．

図3　オープンフィッティングの初回調整（右耳装用）

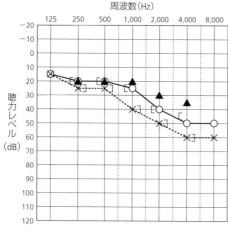
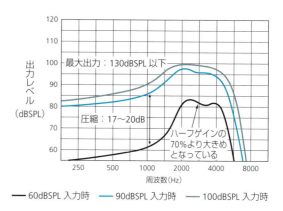

▲：装用時

症例　装用閾値を確認する必要性を示す1例

症例：74歳，男性（無職）

【主訴】
両側難聴

【現病歴】
数年前から周囲に難聴を指摘されることがあったが，あまり不自由することがなかったので放置していた．最近ことばの端々が聞き取りづらく，聞き返しが増えてきたことを自覚するようになった．家族との会話を聞き取りやすくしたいという希望により来院した．オープンフィッティング型補聴器を両耳装用で貸し出しを行った．

【初期設定後の訴え】
目標利得の70％で設定を行うが，装用直後に状態を患者に確認したところ，装用してもしなくてもあまり変わらないとのことだった．

【対処】
補聴器装用閾値を測定し，装用閾値と非装用時閾値にほとんど差がないことがわかった（図5a▲）．その結果からオープンドーム型耳栓のサイズをより外耳道に合うものに変更して利得の不足部に対して調整を行った．
気導閾値とほぼ同値であった装用閾値（図5a▲）から調整後には20〜30dBHLの装用閾値（図5a▲）まで効果が得られるようになった．

【再設定後の患者の訴え】
対処後はだいぶ大きく感じる．特に高い音がにぎやかに感じる．

図5

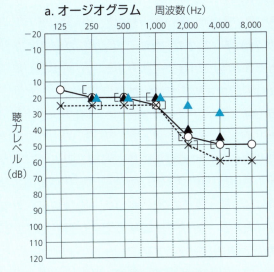

a. オージオグラム

▲：初期設定後　▲：再設定後

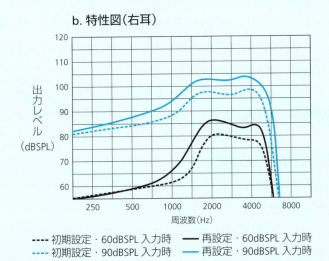

b. 特性図（右耳）

---- 初期設定・60dBSPL 入力時　── 再設定・60dBSPL 入力時
---- 初期設定・90dBSPL 入力時　── 再設定・90dBSPL 入力時

解説　個々の症例で外耳道の大きさ・形が違うために，ベント効果（音の抜け）を予測することはできません．耳栓のサイズやその時の耳栓の入り具合などによっても大きく異なります．そのためオープンフィッティングでは，初回装用時に補聴器装用閾値の測定（もしくは実耳挿入利得の測定）を行い，各周波数帯における装用効果を評価しましょう．我々は簡便さの点から，補聴器装用閾値の測定を行っています．

❹ 機能，ボリューム，プログラムの設定

　ハウリングキャンセラーについては，オフにした状態で補聴器を装着してハウリングが起こらないことを確認した上でオンにするようにしています（オープンフィッティングを除く）．雑音抑制機能は，機能を強く入れると低音域の利得や出力が下がってしまうため，その度合いを確認した上で，必要あれば弱で入れておきます．指向性機能は必要に応じて使います．実際には，これらの機能をオンにする際にはプログラムを作成して，日常生活でオン／オフの状態を比較した上で実際に使用するかを決めるようにしています．

　また，ボリュームを患者さんが自由に変えられる設定にしてしまうと，生活のなかで音量が変化してしまうため，患者さんの訴えを調整に反映しにくくなることと，意図しない音量の変化による問題を引き起こす可能性があります．そのため，**ボリュームは変えられない固定の設定にしています**．同様の理由で，機能のオン・オフを比較する目的以外ではプログラムを使用せず，高齢者でも問題ないように操作を簡便化させています．

　また最近は装用時間や使用している環境などを記録する機能（データロギング）が標準搭載されつつあります．装用状態の把握に有用ですので，搭載されている場合には積極的に使用しましょう．ただし，データロギングで収集した情報を用いて自動調整をする機能を有している器種があり，この機能によりこちらが意図しない調整が行われる可能性がありますので，この自動調整機能は切っておいた方がよいでしょう．

図 5-17 機能，ボリューム，プログラム設定は？

機能など	設定
機能面	
ハウリングキャンセラー	ON
雑音抑制機能	弱
データロギング	ON（あれば）
指向性機能	OFF
ボリューム	OFF（固定）
プログラム	使用せず

基本的に最後までこのまま
（患者の状態や希望に応じて変更）

❺ 耳栓の選択

　耳栓の選択はオープンフィッティングではもちろんのこと，全ての症例で適切なものを選択することが重要です．いくら適切な特性図を作成しても，最終的に音を届ける部分の耳栓が適切でなければ十分な効果は出ないからです．耳栓は以下に挙げた様々なものがありますが，意外とその音響的特徴は知られていません．そのため，当科において耳栓の音響的特徴について臨床研究を行い，聴力型や聴力レベルに応じた耳栓の選択方法を検討しました．その結果を，以下で説明します（**図 5-18**，コラム 5-10）．

① **オープンドーム型**
　低中音域（～ 1kHz）が正常の軽度高音障害型難聴（1kHz が 40dBHL 未満）

オープンドーム型

② **シングル型／チューリップドーム型**
　低音域（～ 500Hz）が正常の軽中等度高音障害型難聴（500Hz が 40dBHL 未満）

シングル型　　チューリップドーム型

③ **ダブル型**
　250Hz 以下が正常の難聴（250Hz が 40dBHL 未満）

ダブル型

④ **密閉型**
　上記以外の難聴

密閉型

⑤ **イヤモールド**
　上記以外の難聴．低音障害型や山型では必須．

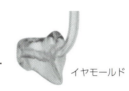
イヤモールド

図 5-18 聴力型に応じた耳栓の選択

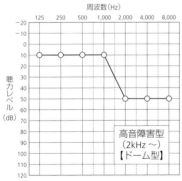
高音障害型
（2kHz ～）
【ドーム型】

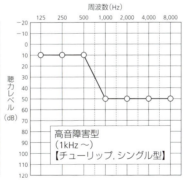
高音障害型
（1kHz ～）
【チューリップ, シングル型】

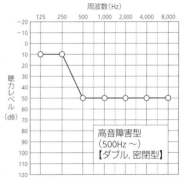
高音障害型
（500Hz ～）
【ダブル, 密閉型】

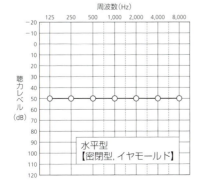
水平型
【密閉型, イヤモールド】

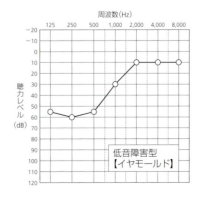
低音障害型
【イヤモールド】

症例 5-1 耳栓の不適合症例①

症例：47歳，女性（自営業）

【主訴】
両側難聴

【現病歴】
以前から聞こえにくさがあり，家族の勧めにより補聴器販売店にて補聴器（耳掛け型，両耳装用）を購入した．しかし，効果を感じなかったため，調整希望にて来院した．耳栓は密閉型．

【初期設定後の訴え】
特性図（図b）の設定としたが，聞き取りが今一つ．もう少し聞き取れるようにしてほしい．

【対処】
特性図から算出した250Hzと500Hzの利得は28dB，30dBであったが，ファンクションゲインはそれぞれ10dB，15dBであった（図a▲）．密閉型耳栓では低音域の音が抜けている可能性が考えられたのでイヤモールドを作成することとした．
イヤモールド完成後にファンクショナルゲインの測定を行うと，補聴器装用閾値は低音域も適切な値となった（図a▲）．

【対処後の訴え】
耳栓変更後は音量感も出て，効果を実感するようになりました．

図
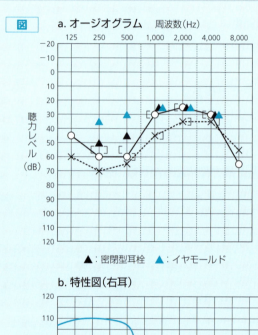
a. オージオグラム
▲：密閉型耳栓　▲：イヤモールド

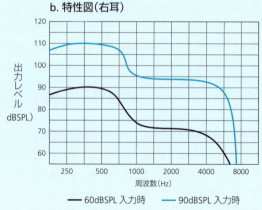
b. 特性図（右耳）
― 60dBSPL入力時　― 90dBSPL入力時

解説 特性図と装用閾値は必ずしも一致しません．その最も多い原因は耳栓の不適です．特性図は補聴器の出力を示し，装用閾値は聴取状態を示しており，見ているものが異なります．そのため，補聴器適合の際には両者を確認する必要があります．

コラム 5-10　　　　　　　　　　　　　　　　　　　　アドバンス

耳栓別の音響的特徴

先に紹介した耳栓の選択方法を決定するにあたって行った実耳挿入利得を用いた臨床研究のデータ（図）と，我々が考えている各耳栓の臨床的特徴を以下に示します．

① オープンドーム型
2kHz 以上（高音域）の音は保たれ，1kHz 以下（低中音域）の音がベントから抜けやすい．

② チューリップドーム型
1kHz 以上（中高音域）の音は保たれ，500Hz 以下（低音域）の音がベントから抜けやすい．
サイズが 1 サイズしかなく，外耳道孔の大きさによっては耳の穴にうまく入らない．

③ シングル型
チューリップ型と同様の特徴をもっている．
サイズが複数種類あるためチューリップ型より耳の穴に合わせやすい．

④ ダブル型
500Hz 以上の音は保たれ，250Hz 以下の音がベントから抜けやすい．
耳栓がうまく入る症例が少なく耳の穴から抜けやすい（外耳道の形や大きさによる差も大きい）．

⑤ 密閉型
音は全音域で抜けにくいが，外耳道の大きさ・形と耳栓の大きさが合わない例では，250〜500Hz の音が抜けてしまう．音が抜ける場合は，複数ある耳栓のサイズから選択する．どのサイズでも音が抜ける場合は，イヤモールドの作成が推奨される．

⑥ イヤモールド
全音域の音が抜けにくい．
一方で大きなベントを開けて，オープンフィッティングを行うこともできる．
オーダーメイドのため，脱落やハウリングのリスクも少ない．
コスト面の問題（1 個 9000 円程度）と着脱方法を覚える必要がある．

図　耳栓による実耳挿入利得の違い（利得を 30dBSPL に設定した場合）

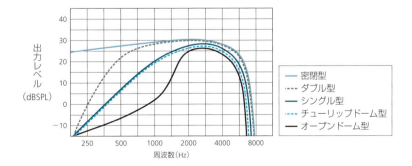

症例 5-2 耳栓の不適合症例②

症例：60歳，男性（無職）

【主訴】
両側難聴

【現病歴】
数年前より聞き取りの不自由は自覚していた．医療機関へは行かず，眼鏡店にて補聴器（オープン型，ドーム型耳栓，両耳装用）を購入した．しかし，効果がなく，調整希望にて来院した．

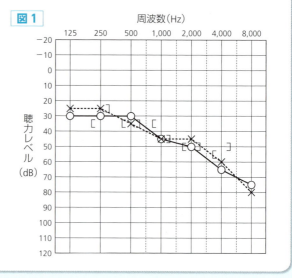

図1

【調整前の訴え】
店舗にて何度か調整してもらったが，ほとんど聞こえるようになっておらず困っている．

【対処】
適正な利得となるように調整を行ったが，**ドーム型耳栓**では1kHzにてファンクショナルゲインが0dBであった（**図2a** ）．そのため，**チューリップドーム型耳栓**に変更し，装用閾値を測定しながら調整を行った．1kHzにおいてファンクショナルゲインが20dBとなり（**図2a** ▲），語音明瞭度曲線の測定にても大きく改善した（**図2b** ▲）．

【対処後の訴え】
耳栓を変更してから補聴器の効果を実感できるようになった．

図2

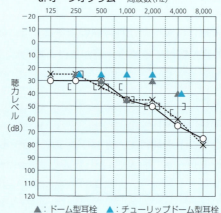

a. オージオグラム

▲：ドーム型耳栓　▲：チューリップドーム型耳栓

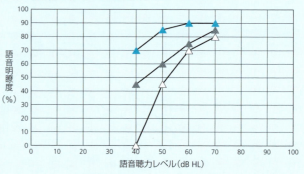

b. スピーチオージオグラム

▲：ドーム型耳栓　▲：チューリップドーム型耳栓　△：非装用時

解説 このように耳栓の選択を誤ると，利得や出力の調整を目標値通りに設定しても効果は出ません．最近は適応の聴力レベルを考慮せずに，より快適に装用できるオープンドーム型耳栓を使用する調整者・販売者が少なくありません．また，オープンフィッティングにおいて高音域の利得を大きく入れるとハウリングが生じやすいこともあり，多くのケースで必要な増幅が行われていません．さらにベントから音が抜けますので，音がほとんど入らない補聴器ができあがってしまうことが少なくありません．

図 5-19 オープンドーム型耳栓は特に 1kHz 以下が減衰する

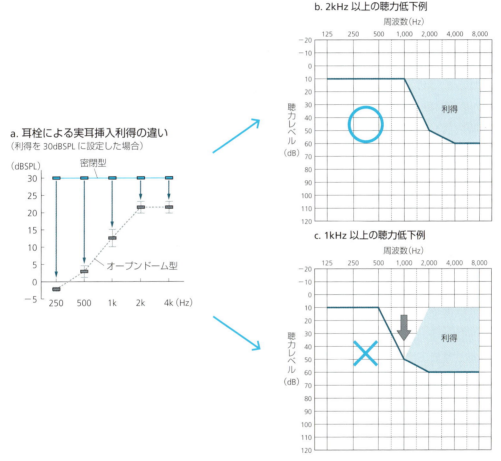

　オープンドーム型耳栓は，耳栓に開いている大きなベントにより特に 1kHz 以下の音が減衰してしまいます（**図 5-19a**）．そのため 1kHz 以下の聴力が保たれた高音障害型難聴 (2kHz 以上の低下例) はよい適応となりますが（**図 5-19b**），1kHz も聴力が低下している例は，適切に調整を行っても 1kHz で装用閾値にディップが生じてしまいます（**図 5-19c**）．このように各耳栓別に適合可能な聴力レベルを知っておいた方がよいでしょう（コラム 5-10, 95 頁参照）．また 2〜4kHz の音は保たれやすいとはいえ，少なからず音が抜けてしまうことも注意が必要です．この抜けの度合いは予想することが難しいため，<u>補聴器装用閾値</u>や実耳挿入利得の測定を行い，確認する必要があります．

3 初回装用時の状態確認と対処

全ての初期設定が終わったら，いよいよ診察室で装用してもらいます．その際のポイントを順を追って説明いたします．

❶ 装用前のひとこと

装用する前に，「これからにぎやかに聞こえますよ」と前置きをします．それと共に「これでも音量は弱めであって，健康なときはもっと聞こえていたことを忘れないでくださいね」と伝えることで，うるさかった場合の予防線を張ることも 1 つのコツです．

❷ 患者さんの訴えとその対処

① 「聞き取れるし，これなら頑張ってつけていられそう」
　➡ 問題なし．そのまま装用を継続します．
② 「頑張ればつけていられるがうるさい，聞こえすぎる」
　➡ オージオグラム（図 5-20）を用いて，'患者さんの聴力レベル'，'健聴のレベル'，'補聴器の装用閾値' を示して，装用しない状態よりは聞こえがよくなっているが，健聴には届いていないことを説明します．決して「聞こえすぎる」状態ではないことを理解してもらいましょう．
③ 「うるさすぎてつけていられない」
　➡ a. **まず，利得，圧縮，最大出力が適切か確認する．**
　　　特性図にて利得と圧縮，最大出力が適切か確認しましょう．コンピューター画面上で，最大出力制限についても確認しておきましょう．特性曲線において不要なピークがあると「うるさすぎる」という訴えになりますので，その場合はダンパーを用いるなどで対処しましょう（図 5-21）（コラム「ダンパー」，症例 5-3，99 〜 101 頁参照）．

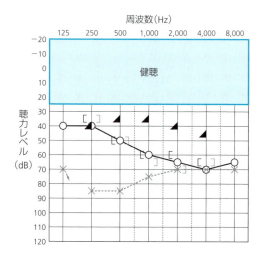

図 5-20　説明時に使用するオージオグラム

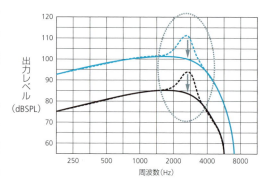

図 5-21　ダンパーによる対処と特性の変化

➡ b. **音場での補聴器装用閾値を測定して，適切かどうか確認する．**
特性図にて設定した利得が装用時に実現しているか，確認しましょう．

➡ c. **次に，純音聴力検査の結果が正しいかどうかを確認する．**
聴力検査を行っている検査者の検査に対する習熟度の問題で、正しく聴力を測定できていない場合があります．多いのはヘッドホンのずれのために，特に低音部の聴力が実際よりも悪く出ている場合です（症例5-4，102頁参照）．また患者側の問題として，認知症や高次脳機能障害などを合併しているため検査が正確にできていない場合があります．この場合はまず簡便な音場検査（非装用時閾値）を行い，必要に応じてASSRなどの他覚的聴力検査を検討しましょう．

➡ **上記a. b. c. で問題ない場合**（症例5-5，104頁参照）
上記の問題がないにもかかわらず，「うるさすぎてつけていられない」という場合には，聴覚リハビリテーションについて再度説明を行い，**1週間は頑張って装用をする努力をしてみるように勧めます．**結果的にこのようなケースのほとんどは翌週には常用することができており，補聴器の音に対しても慣れが進んでいます．もしここで患者の訴えに応じて利得や出力を下げてしまうと，不快な割に効果を感じない状態になる可能性があり，結果的に装用中止となりかねません．よって，**「こちらもよく理解していますが，1週間目は特に大変なので頑張ってみて下さい」**という医療者の後押しはとても大切です．

また装用する前に，「補聴器は効果が得られた分だけ，非装用時よりはにぎやかにはなるものです」という説明を行っておくだけでも，補聴器からの音に対する許容範囲を拡げることができます．"患者さんがうるさいというから利得・出力を下げる"という方法は最後の手段と考えてよいでしょう．

コラム 5-11　豆知識

アコースティックダンパーの種類

ダンパーとは補聴器の特性をアナログ的に調整するための音響抵抗のことです．補聴器の音孔またはフック内に留置して使用します．使用するダンパーの種類によって，落とすことのできる音量や周波数帯に変化が生じます．これが使いこなせるとチャンネル数の少ない補聴器やピークが強く出やすい補聴器でも適合させることが可能になります．

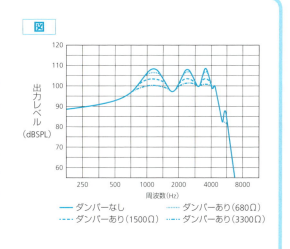

症例 5-3 「ハウリングがきつくて装用できない」と訴えた例

症例：71歳, 男性 (無職)
【主訴】
両側難聴
【現病歴】
左耳は中耳炎を繰り返しており，右耳も少しずつ聞こえが悪くなっていた．そのため10年以上前より，近所の補聴器販売店にて右補聴器を購入して使っていた．最近，補聴器販売店の勧めで右補聴器を買い替えたが，それ以後ハウリングがきつくてつけていられない．3〜4年に1回の頻度で補聴器の買い替えを行ってきた．補聴器をつけても聞き取りが悪いので，困ることが多かった．今回はそれに加えてハウリングの問題もあり，さすがに困って友人の勧めで来院した．

【対処前の訴え】
会話が不自由で補聴器販売店で補聴器（耳掛け型，右耳装用）を購入したが，ハウリングのため使用できない．

【対処】
少し動くとすぐにハウリングが起きる状態であり，特性を確認すると2峰性の大きなピークが出ていた（図b ---）．装用閾値もこの特性と同様に1〜2kHzは利得過多で，低音域と4kHzは利得不足であった（図a ▲）．そのためダンパーを用いてピークを処理して，利得が不足している音域の増幅を行った（図b —）．
補聴器装用閾値はハーフゲイン水平＆なで肩となり（図a ▲），ハウリングも止まった．

【対処後の訴え】
音自体は前より大きい気もするけど，ハウリングに比べれば全然不快ではないので大丈夫．会話も聞き取れていると思う．

図

a. オージオグラム

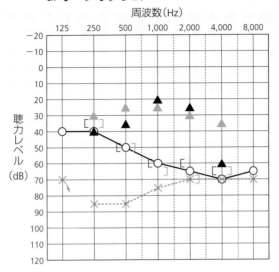

▲：対処前　▲：対処後

b. 特性図

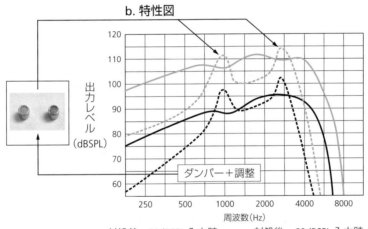

------ 対処前・60dBSPL 入力時　　——— 対処後・60dBSPL 入力時
------ 対処前・90dBSPL 入力時　　——— 対処後・90dBSPL 入力時

解説　補聴器の多チャンネル化で，ダンパーを用いなくてもコンピューターソフト上での調整にて不要なピークを処理できることが多くなっているようですが，多チャンネルになればなるほど，補聴器の価格は高価になります．ダンパー使用のようなアナログ的な調整により補聴器の価格を下げることができるのであれば，それこそが補聴器調整者の腕といえるでしょう．また，ダンパーはその種類と位置によって得られる効果が大きく異なるため，使用方法について熟知する必要があります．

症例 5-4 「頑張ったが装用できなかった」と訴えた例

症例：82歳，女性（無職）
【主訴】
両側難聴
【現病歴】
十数年前に右突発性難聴に罹患し，治療を受けるも効果なく，ほとんど聞こえなくなった．当時は左耳が聞こえたため生活は送ることができたが，最近では左耳も聞こえづらくなり困ることが増えた．家族から難聴を指摘されることは以前よりあった．最近は自分でもそれを感じることが多く，補聴器を装用した方がいいと考えて来院した．

【初回調整】
耳掛け型補聴器を左耳装用で貸し出しとなり，目標値の70％程度の設定とした．
【装用1週後の訴え】
ことばの聞き取りの改善は実感できたが，周囲の音がうるさくてどうしても装用を長時間継続できない．こもったように感じるし，周りの音（特に空調やモーター音など）がうるさかった．
【対処】
まず特性図を測定したが問題なかった（図1b）．
次に音場で非装用時と補聴器装用閾値を測定（図1a 非装用時閾値：△，装用閾値：▲）し，純音聴力検査の結果と異なることが分かった（250Hzと500Hz）．患者の訴えを含め，純音聴力検査の結果が誤りであると考えられた．低音域が利得過多になっていたため，主に低音域を下げる調整を行った（図2b）．
対処後は低音域の過多と中高音域の不足が解消され，全体のバランスがとれた形となった（図2a ▲）．
【対処後の訴え】
こもり感やうるささは感じなくなり，これなら装用を継続できると思う．

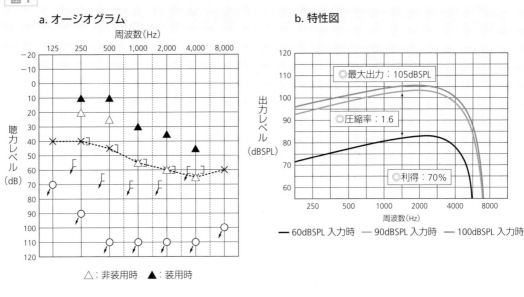

図1

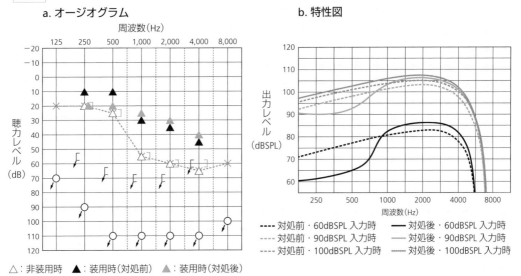

図2

解説 聴力検査を行う際に，ヘッドホンがずれていると主に低音域の聴力レベルが実際より高くなることがあります．1回の純音聴力検査の結果を鵜呑みにしないで，検査は複数回実施して，正確な値を確認する癖をつけるとよいでしょう．

症例 5-5 「うるさすぎてつらい．疲れそう」と訴えた例

症例：61 歳，男性（無職）

【主訴】
両側難聴

【現病歴】
以前より難聴はあったが長らく放置していたが，不自由することが多くなり，眼鏡店で補聴器（耳掛け型，左耳装用）を購入した．しかし，補聴器をつけても効果がないため，ほとんど使ってこなかった．眼鏡店にて何度か調整してもらった．一向に聞き取れるようにならないため，友人の紹介で来院した．

【初回調整】
目標値の 70％程度になるように調整を行った．

【初回調整後の訴え】
うるさすぎてつらい．疲れそうなので下げて欲しい（調整後は普通の声の大きさで会話が成り立つようになっていた）．

【対処】
特性図（図 b）と補聴器装用閾値（図 a）を確認し，目標値の 70％程度の利得であることや出力過多でないことを確認した．装用閾値は調整前と比べて低下しており，目標値の 70％の 45〜50dBHL 程度となっていた．検査結果から調整はまだ弱めであること，これまでの聞こえていない難聴の状態に慣れてしまっているため，その差の大きさに驚いてしまっている可能性が高いことを説明した．

【対処後の訴え】
上記の説明を行い，確かに効果はでているので，一先ず頑張ってみることとなった．1 週間後には常用が可能となっており，「うるささはあるが，きちんと聞き取れるようになってきているのでよい」ということだった．

図

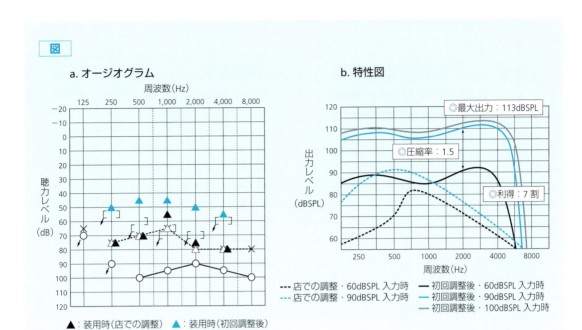

解説 補聴器装用前後の差を強く感じる患者さんは少なくありません．難聴の状態に慣れてしまっているため，補聴器装用時のうるささにびっくりするわけです．「うるさい」という訴えに対して，利得や出力を下げるという対処を行ってしまうと，聞き取り改善の効果は得られません．特性図と補聴器装用閾値にて適切な調整が行われていることが確認できていれば，うるささは常用することで徐々に軽減することを再度説明して，まずは1週間装用してもらいましょう．その1週間で聞き取り改善の効果を実感できれば，装用は継続できます．装用が継続できれば，うるささが減っていくことも患者さんは自覚できるでしょう．

④「着けても着けなくても変わらない」,「音が出ていない気がする」
- ➡ a. 電池の入れ忘れや残量の問題,器械の故障,耳栓の不適がないか確認する
- ➡ b. ③と同様に聴力検査結果の誤りがないか確認する

まずは電池と特性図を確認し,それでも訴えが変わらない場合には,音場での補聴器装用閾値の測定を行います.良聴耳の非装用時閾値と装用閾値の適・不適の判断が行えます.この時に低(中)音域のファンクショナルゲインが予想を下回る場合には耳栓の不適が疑われます(症例5-6).そのような際には耳栓のサイズ変更や不要なベントを埋めるなどの対処をするとよいでしょう.

症例 5-6 「物足りない.もう少し聞きたい」と訴えた例

症例:79歳,男性(無職)

【主訴】
両側難聴

【現病歴】
数年前に右耳は突発性難聴に罹患して,他院で治療するも効果なく,難聴が残存した.その後,左耳も徐々に聴力が低下して,会合などで不自由を感じるようになり,補聴器販売店にて補聴器(オープン型,左耳装用)を購入した.しかし,補聴器をつけても効果がなく,調整希望にて来院した.

【初回調整】
所有の補聴器のオープンドーム型耳栓から密閉型耳栓に変更し,さらに調整を行った.

【初回調整後の訴え】
来院(店舗での調整)時よりは聞こえるが,まだ物足りない.もう少し聞こえるようにしたい.

【対処】
まずは特性図を再測定し,問題のないことを確認した(図b --- --- ---).補聴器装用閾値検査では販売店での調整(図a▲)よりファンクショナルゲインが上昇(図a▲)したが,低音域で十分ではなかった.耳栓の不適が疑われたため,イヤモールドを作成した.イヤモールドを作成して全体的に利得・出力を上げた(図b ── ──).装用閾値を測定し,対処前と比べて低音域のファンクショナルゲインが上がったことを確認した(図a▲).

【対処後の訴え】
テレビの音量が下がり,よく聞き取れるようになった.

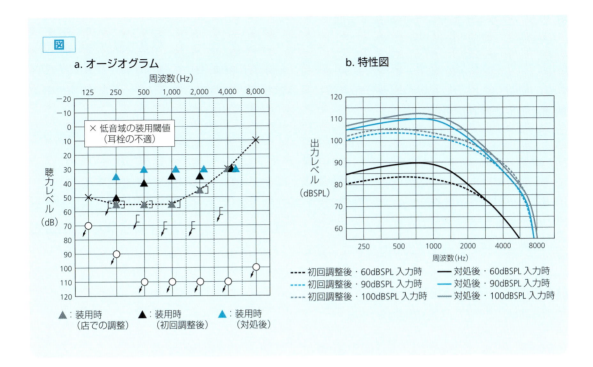

図

解説 当科では**低音障害型難聴にはイヤモールドの作成を基本**としています．イヤモールド作成に理解が得られない場合にはファンクショナルゲインの測定を行って，結果を提示してイヤモールドの必要性について説明を行います．ただし密閉型耳栓でファンクショナルゲインが適切であれば，そのまま使用します．

❸ ファンクショナルゲインの測定を実施

　試聴を行った後，最後にファンクショナルゲインの測定を行います．何度も繰り返しますが，初回調整である程度の効果が実感できない場合，結果的に装用中止になりかねません．そうなると，難聴で不自由している患者さんが救われる道が閉ざされてしまうので，初回調整の最終確認としてできれば施行しましょう．

　目標とする装用利得の70％程度になっているかを確認します．特に，特性図では予測できない耳栓の影響などを確認する作業といえます．

- 密閉型耳栓：主に低音域の利得が予想以上に小さくなっていないかを確認する
- オープンドーム/チューリップ/ダブルドーム型：特性図では実際にどのぐらい音が入っているかを予測できないので必ず装用閾値で確認する（ベント効果や耳栓の入り具合などで周波数毎の利得が変化してしまうため）．

❹ 初回調整の最後に説明すること

①音量は70％と'だいぶ弱め'です．
　〜 でも脳が休んでいたからうるさいはずです．
②基本的に頑張って'常用'しましょう．
　〜 それが調整の土台であり，スタートラインです．
③今はつらいが'3〜4日'で慣れが始まります．
　〜 ただ個人差は大きいので何ともいえない部分はあります．
④補聴器の完成度は'まだまだ低い'状態です．
　〜 次回はまだよくなくていいです．まずは問題点をみつけて下さい．
⑤補聴器が本当によくなるのは'3カ月後'です．
　〜 装用効果も不快感についても長い目でみて下さい．
⑥購入決定は3カ月後，'自分の意志で自由'にして構いません．
　〜 効果を出すまでの3カ月間は貸し出しをします．
　＋ 入念に使い方の指導（注意点含む）と'装用練習'をします．

コラム 5-12　　　　　　　　　　　　　　　　　　　　　　　　　　　　臨床のコツ

装用指導と装用練習

【装用指導】
　補聴器の装用練習を行う前には，必ず型式別に装用法の指導を行います．この時，補聴器を実際に着脱する様子を患者さんに見てもらった方がわかりやすいので，補聴器の実機またはモックアップ（模擬品）を用意すると良いでしょう．
※使い方の指導（注意点を含む）については，83 〜 85 頁を参照して下さい．

1．耳掛け型の装用指導
1）密閉型耳栓の場合
　補聴器を耳に掛ける時はフックを指で摘まみ，眼鏡をかける要領で補聴器を耳に掛けます．耳に補聴器がきちんと掛けられたら，耳栓をゆっくり耳穴に差し込んでいきます．耳栓が入りにくい場合には，耳の後ろを後方に引っ張りながら押し込むと耳栓が入りやすくて良いでしょう．最後に目の方向に耳栓を軽く一押しすると，よりしっかりと装用することができます．上手に掛けてもハウリングがしやすい場合には，イヤモールドを作成すると良いでしょう．また補聴器を外す場合には掴みやすい場所を掴んでゆっくり引き抜いてあげると良いでしょう．

2）耳掛け型：イヤモールドの場合
　イヤモールド付きの耳掛け型補聴器を耳に掛ける時は，まず補聴器を逆さまにした状態で，イヤモールドのL字フックの付け根を摘まみます．次にイヤモールドの先端を耳穴に差し込み，逆上がりの要領で下から上に回し入れます．この時，摘んだイヤモールドの付け根は離さずに，そのまま手首を捻って回し入れることが装用のコツです．最後に目の方向にイヤモールドを軽く一押しすると，よりしっかりと装用することができます．
　補聴器を外す時は，まず耳に掛かっている補聴器の本体を耳から下ろします．次にイヤモールドのL字フックの付け根を摘まみます．この時のコツは，逆手で持つという点です．最後に前回りの要領で手前に回し切ってからゆっくり抜くと補聴器を外すことができます．

2．耳あな型の装用指導
　耳あな型補聴器を装用する時は，補聴器の上部を人差し指，下部を親指で摘まんでもち，ゆっくりと耳穴に押し入れていきます．通常，テグスがつく部分が耳あな型補聴器の下部になり，親切な設計の耳あな型補聴器には補聴器の上部に左右を示す印がついています．最後に目の方向に軽く一押しすると，よりしっかりと装用することができます．耳あな型

補聴器を外す時は，本体についているテグスを摘まんでゆっくりと引き抜きます．テグスは徐々に劣化していくため，稀に切れてしまうことがあります．そのため強く引き抜くことはやめましょう．

3．ポケット型の装用指導
1）密閉型耳栓の場合
ポケット型補聴器を装用する時はイヤホンを摘まみ，耳栓をゆっくり耳穴に差し込みます．最後に目の方向に耳栓を軽く一押しするときちんと入ります．補聴器を外す時は，装用する時と同じようにイヤホンを掴んでゆっくり引き抜けば大丈夫です．イヤホンと本体を結ぶケーブルを掴んで引き抜くと故障（断線）の原因となりますので，ケーブルを引っ張ることはやめましょう．

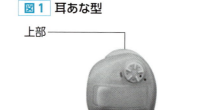

図1　耳あな型　上部／下部／テグス

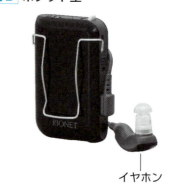

図2　ポケット型　イヤホン

2）イヤモールドの場合
イヤモールド付きのポケット型補聴器を装用する時はイヤモールドを摘まみ，少し前傾させた状態から後ろに回し入れると良いでしょう．最後に目の方向にイヤモールドを軽く一押しするときちんと入ります．補聴器を外す時はイヤモールドを掴み，ゆっくり前に回すと外すことができます．

【装用練習】

まず装用方法について，補聴器の実機またはモックアップ（模造品）を用いて，実際に装用する様子を見せます．そして患者さん自身に片耳につき最低でも2回は実施してもらい，最終的には自力でできるまで繰り返し練習をします．何らかの理由で自力での装用が困難な場合には，家族の方に装用方法を説明します．家族が本人の代わりに補聴器の着脱を行う場合には，痛みに気付けないことがあるため，丁寧に行う必要があることをしっかりと理解してもらいましょう．

3 再調整

　初回調整においては，利得は目標の 70％程度で，それに合わせて圧縮や最大出力制限を設定する'補聴器'の調整を行ったにすぎません．またそのときの説明は，装用 1 週目での装用中断を回避することに焦点を当てており，調整のメインは 2 週目から始まるといっても過言ではありません．

　初めて補聴器を装用した患者は，音環境の変化に戸惑います．効果を実感するよい場面もありますが，こんな困ったことがあるなどの不満を持つ方が多く，**特に最初の 1 カ月間は'これでよいのか？'と最も悩む時期**です．補聴器の音に十分に慣れていないため，**'うるさい，響く'といった不快感に関する訴え**が多くみられます．

　しかし，患者からの訴えがどうであれ，補聴器の調整目標は**'ハーフゲイン，水平＆なで肩'**であることには変わりません．つまり，患者の訴えに合わせて調整目標を変えて，装用効果を無視した不適切な調整をするのではなく，あくまでも調整目標は固定して，それに合わせて**'患者の調整'**を行っていくことになります．'患者の調整'の主たる方法は，**説明や装用指導**です．また装用時間やモチベーションを保ちつつ，装用効果を上げていくためには**励まし**も必要になります．そのため，この時期（特に最初の 1 カ月間）は週 1 回のフォローアップが望ましいでしょう．

　この章では，再調整の基本を示し，どのように対応していくのか，具体的な症例を用いながら説明していきます．

1 まずは不適切な調整を知る～不適切な調整とはどのような調整か？

　ここでいう不適切な調整とは，患者の不快感に関する訴えにそのまま対応して，補聴効果(特にことばの聞き取り)に対する考慮が不十分になっている調整を指します．主に'うるさい，響く'といった不快感を除去することを最優先として利得や出力を下げ続けます．また，「聞き取りがよくならない」という訴えには，その聴力型に関わらず中音域の利得を少し上げ，音量感を出すことで帳尻を合わせることが多いようです．最終的には'ないよりまし'だけど大して役に立たない補聴器ができあがってしまいます．以下，適切な調整と不適切な調整を比較してみます．

図 5-22 適切な調整法と不適切な調整法の比較（例：両側 60dBHL 水平型感音難聴の症例）

【適切な調整】　　　　　　　　　　　　　【不適切な調整】

❶ 開始時（初回調整）

利得はハーフゲインの70％，圧縮は20dB

利得はハーフゲインの50％，圧縮は15dB 程度とやや強め

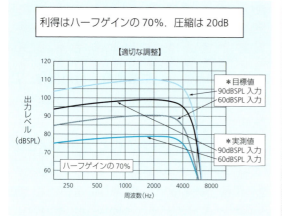 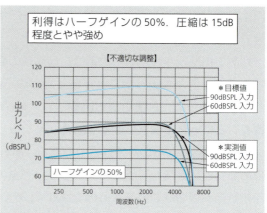

❷「高い音（食器の音，など）が響く」という患者の訴えに対して

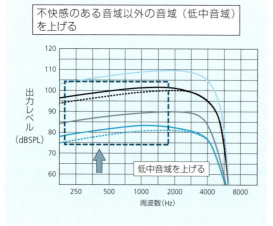 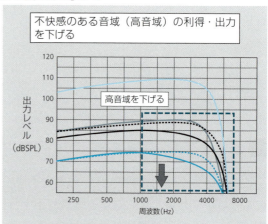

❸「低い音（エアコンの音，など）が気になる」という患者の訴えに対して

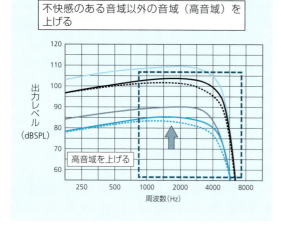 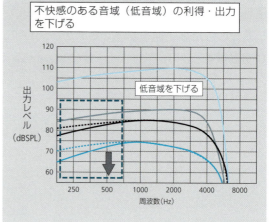

【適切な調整】	【不適切な調整】

❹「話し声が小さい（①）」＋「車の走行音が気になる（②）」という患者の訴えに対して

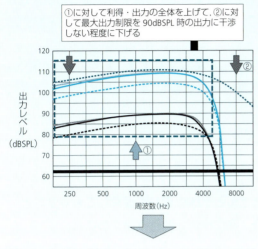

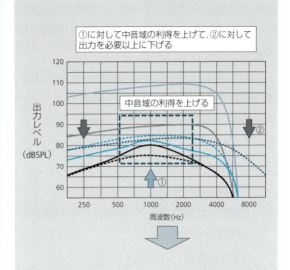

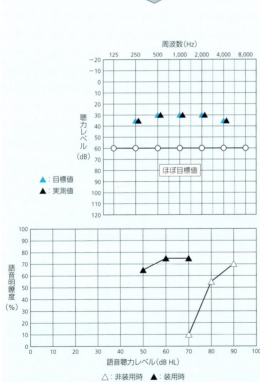

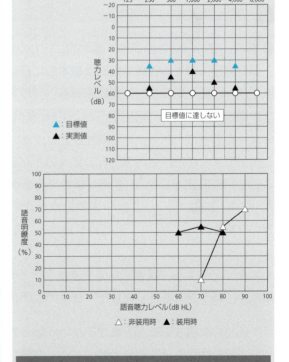

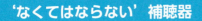

'なくてはならない' 補聴器	'ないよりまし' or 'ないほうがまし' な補聴器

2 '補聴器の調整'の目標達成のために必要なこと

'補聴器の調整'の目標は，音場での補聴器装用閾値において'ハーフゲイン，水平＆なで肩'となること，それと共に語音明瞭度曲線の測定において最良の語音明瞭度を装用時に会話音圧帯で満たすことです．これらは患者さんの訴えで変わるものでも，変えるものでもありません．ただここに至るためには，'補聴器の調整'だけでは難しく，次の'患者の調整'も併せて行う必要があります．

装用効果を上げるには，調整目標まで音を上げていく必要があります．しかし，その際に必ず出現するのが，'うるさい，響く'といった訴えです．この裏には'音を下げて欲しい'という患者の希望があるわけですが，この訴えに応じて音を下げては装用効果が下がる一方です．そのため患者の不快感に対する訴えに対して，音を下げる対処ではなく，装用効果（音）を下げない調整をまず検討する必要があります．

下げない調整を成り立たせるには，
① **補聴器適合の考え方と流れ，その意味を患者さんと家族に正しく理解してもらうこと**
② **純音聴力検査を正確に行い，特性測定は毎回，適合検査も適宜実施すること**
③ **'患者の調整'を徹底して行うこと**

が必要となります．

3 '患者の調整'の基本

❶ 調整内容の詳細な説明は，基本的に行わない

調整内容に関する詳細な説明は基本的に行いません． もちろん患者さんには知る権利がありますが，詳細を知ることで補聴器調整にプラスになることはほとんどありません．

実際に詳細な説明を毎回行うと，何 Hz を何 dBSPL 上げた / 下げたなど，わずか 1, 2dBSPL の変化を患者さんが気にして調整が滞ります．数字の変化と感覚量の変化は合わないことがほとんどです．また，生活環境音の変化の方が調整での変化量よりずっと大きいものです．

特に調整の詳細について説明を求めてくるケースは，こだわりの強い方が多いため，調整をかえって難渋させることになり，医療効率を非常に悪くします．そのようなケースに対しては，調整の詳細を気にする前に，**問題点や前向きな希望**を探してくるように指示するとよいでしょう．

また'どのように調整したのですか？'と調整内容を尋ねられた際には，**'微調整を加えました'，'バランスをとりました'** 程度の説明にとどめます．またその際に，

- 調整の詳細を知ると注意がそこに向かってしまい，問題の検出が非効率化します
- できれば補聴器を自分の耳のように自然なものとして使えることを目指したいので，詳細を気にすることはむしろマイナスになります

など，詳細な説明を行わない理由を話して，理解と納得を促します．

状態によっては患者が不快感を訴えている音域を増幅することもあるため，詳細について知って欲しくないという場合もあります．騙し討ちのような調整法かもしれませんが，知らないことで意義のある調整が進められることも多いです．説明や装用指導によりそれらを回避し，効果が出せれば結果的にはよい調整といえるでしょう．

❷ **不快感を訴えられたら音を下げる前に，まずは説明や装用指導で患者の認識や考え方を変える**

目標に向かって音を上げていく調整において最大の障壁は，**'うるさい，響く'といった不快感に関する訴え**でしょう．ここで容易に，その音域の利得を下げる，圧縮を強くする，または最大出力制限を下げる調整を行うと，聞き取りの効果が下がります．患者さんのその場のニーズに応えたがために，結局は聞き取り向上という最終的なニーズに応えられないということになりかねません．また，患者さんのいうとおりに音を下げていく調整をすると，調整の度に下げていくという負のサイクルに陥り，最終的には**'ない方がまし'な補聴器**が完成します．

では，音の不快感を訴えられたときに，どう対処したらよいでしょう？　我々は以下のように説明しています．

- 補聴器を装用して，難聴の状態から聞こえを戻そうとしているわけですから，周りの音が大きく聞こえるようになるのは当然のことです．
- 車の走行音や子どもの泣き声などは元々うるさいと感じる音のはずです．これらを聞いて心地よさを感じる人はいません．うるさく感じるようになったのは当然であり，むしろ問題なのは，それらの音がうるさく感じられなかった装用前の状態なのです．
- （症例に応じて，例えば，役に立たない補聴器を持って受診された方に）うるさいと感じられるのであれば，聞こえすぎるほど聞こえるようになったということなので，まずはよかったですね．うるさく感じられるようになったということは，健聴の感覚に近づいているということです．

我々が一番困る患者さんの訴えは，「うるさい」ではなく，「補聴器をつけても聞こえるようにならない」です．うるさくても聞き取りが改善しているのであれば，今後の調整や経過によって不快感は軽減させていくことができることを説明します．補聴器調整は長い目（少なくとも3カ月）でみることが大切であることも伝えます．

4 再調整の'第1回目'で，大きな問題を解決する

初回調整後に再調整を頻回に繰り返していくわけですが，そのうち最も重要な再調整は初回調整後の**第1回目**です．この第1回目で，その後の調整や装用を阻害する大きな問題がないかを確認し，問題があればそれを解決します．

第1回目でクリアしておきたい問題点を以下にあげます．

①医師からの聴覚リハビリテーションに関する説明（特に常用することの重要性）について，患者・家族が十分に理解していない
　➡ 医師が繰り返しわかりやすく説明することで，理解を深めてもらう
②常用（少なくとも10時間以上）できていない（症例5-7，126頁参照）
　➡ ①の理解を深めた上に，患者に努力してもらう
③（「うるさくて装用できない」，という訴えの場合で）純音聴力検査の結果が正しくなかった（症例5-4，102頁，症例5-8，128頁参照）
　➡ 純音聴力検査を再度施行する
④（常用したのに）補聴器を装用しても効果がない，役に立たない
　➡ 利得・出力が目標の50％以下となっていないか，特性図で確認する
　➡ 耳栓の不適合により，音が十分に入っていないかどうか，補聴器装用閾値で確認する

5 再調整の実際：再調整は，装用時間と患者の訴えを確認して実施する

❶ まずは，「どうでしたか？」と質問して，患者にとって一番の問題を確認

調整初期であるほど患者の訴えは多岐にわたりますが，一度の調整で全ての訴えに応えることは現実にはできません．そのため**最初に出てきた訴え**に照準を合わせ調整することが効率的ですし，現実的です．最初に出てきた患者の訴えこそ，その患者にとっての一番の問題であることが多いためです．

ただし装用時間が短い場合は，訴えが参考にならない場合があります．その場合，訴えに応じた調整を行ってしまうと装用効果を低下させる危険性があります．そのため，なぜ装用時間が短いのか，その理由や背景を確認した上で対処する必要があります．

❷ 次に患者の装用時間を確認

装用時間については，起床時から就寝前まで常用できていれば問題ありません．睡眠時間を8時間程度とすると，常用すれば16時間ということになります．当科では，その後の調整や聴覚リハビリテーションを問題なく順調に進めていくための装用時間の目安を10時間としています（その理由は，117頁のコラム5-13参照）．

① **10時間未満：以下にあげる問題点がないかを確認して，その対処をします**

　a. ハウリングのため装用できなかった場合
　　装着方法を確認して，うまくできていなければ再指導を行います．次に，耳栓およびチューブが適切か確認して，適切でなければ変更します（症例5-9，130頁参照）．最後に，ハウリングキャンセラーの設定が適切かを確認します．
　b. 「うるさい，響く」という理由で長く装用できなかった場合
　　まず特性図が適切かを確認します．さらに純音聴力検査の結果が正しいか再検査をしま

す．問題がなければ，音場での補聴器非装用時閾値・装用時閾値を確認します．その結果に，問題があれば再調整を行います．

c. 「装用しても効果がない，聞き取れない」と訴えた場合

電池が入っているか，電池蓋が閉まっているか，電池残量をまず確認します．次に，特性図を確認します．問題がなければ，上記 b. と同様の対処をして，必要があれば再調整を行います．

➡ 以上の問題の解決，または特に問題がなければ，**「頑張って装用時間を延ばしてください !!」と指導と激励**を行います．

② 10 時間以上の場合

❸に進みます．

コラム 5-13　　　　　　　　　　　　　　　　　　　　　　臨床のコツ

なぜ 10 時間を目安とするのか？

　患者さんの中には補聴器を常用するのではなく，必要な時だけ装用（いわゆる，部分装用）をしたいという方もいます．部分装用している人の多くは，1 日平均 8 時間程度，補聴器を装用しています．これは就業時間や主たる活動時間（朝から夕方）に相当し，自分の都合に合わせて装用していることが伺えます．しかし，難聴は自分だけの問題ではなく，周囲にも大きな影響を及ぼす問題であり，部分装用では周囲の問題は解決できないことがあります．また部分装用をしている場面は，難しい場面（会議や授業，講演など）がほとんどです．まず簡単な場面（対話やテレビなど）でも使用して使い慣らさなければ，難しい場面で聞き取ることはできないでしょう．そのため我々は 8 時間（就業時間や活動時間）＋α（家庭内）と考え，10 時間を目安にするようにしています．部分装用をしたいという方を，「装用時間はあなたの希望で構いません」としてしまうこともできますが，装用時間が短い状態では補聴器からの音になかなか慣れない上に，問題点も効率的に検出することができません．結果的に調整の効率が悪くなり，装用効果も上げられないという事態に陥ります．よって，効率的かつ効果的な調整を行うためには，常用が重要であることを患者さんに理解してもらいます．

❸ **患者の頑張りを'褒める'**

　患者がほぼ常用（10時間以上装用）してきた場合，そのことを**褒める**ようにしています．補聴器を装用開始1週目から長時間装用することは，初診時の医師の説明や装用指導が十分であっても，患者の努力がなければ達成できません．そのため，もし患者が1週間常用してきた場合は，「よく頑張りましたね」とその頑張りを必ず褒めて，継続して頑張ってもらえるように装用意欲を上げる工夫をしています．何気ない，そういったことばがあるだけでも**装用意欲は大きく向上**するものであり，最終的には患者の装用効果に繋がっていきます．効率的に装用効果を引き出す上でも，このような**'患者の調整'**も重要になります（症例5-10，131頁参照）．

コラム 5-14　　　　　　　　　　　　　　　　　　　　　　　　　アドバンス

装用意欲が乏しいために，装用時間が延びなかったケースへの対処

　なかには家族の非常に強い希望により，本人に希望がなくても補聴器装用を試すケースがあります．この場合，患者さんの難聴の自覚が乏しく，装用意欲も低いです．そのため最初から常用するケースは少なく，装用時間を延ばすことから難渋します．

　装用時間を延ばすためには，**医師の説明と装用指導**が重要な役割を占めます．本人だけでなく，強く装用を希望した家族に対しても説明や装用指導を行って協力を得る必要があります．

　また，説明と装用指導だけでなく，**装用効果を患者さんに実感させること**が重要な鍵になります．高い装用効果を実感することが，逆に難聴の自覚を促すこともあり，結果的に装用時間を延ばすモチベーションへとつながります．よって，1週目の装用時間が極端に短かった場合には，ファンクショナルゲインの測定を行った上で，調整目標の80〜90％まで音を入れるのも1つの手でしょう．

　このようなケースは，装用中止となる可能性が最も高い例だと思われます．装用中止になっても，補聴器の装用効果を体験しておけば，何かをきっかけに難聴を強く自覚した時に，再受診する道が開かれます．補聴器を装用させることだけが補聴器診療の目的ではありません．本当に難聴に困って何とかしたい患者さんが諦めてしまう，もしくは行く場がなくなってしまうことがないように，その場を提供することが我々医療者の努めと考えています．

---

❹ **患者の訴えを参考に調整**

　患者の頑張りを褒めた上で，実際の補聴器調整に入ります．初回調整での利得・出力は目標の70％であり，最終的にはそれを100％にもっていくために，基本的に音を**'下げない'調整**を行います．調整時に毎回施行する**特性図**と，適宜施行する**補聴器装用閾値**を参考にして，不足している音域の利得・出力を上げていきます．患者の訴えは，どの音域のどの利得・出力

を上げていくかの参考にします．「うるさい」「不快だ」という訴えがあっても，純音聴力検査の結果が正しく，聴力に見合った特性図，補聴器装用閾値となっており，かつ十分な装用時間であれば，基本的に音を下げる調整は行いません（症例5-11，132頁参照）．

① 高音に対する不快感がある場合

不快な音の音域以外の周波数帯**（低～中音域）**の利得・出力を1～3dBSPL程度上げていきます．高音の具体例は，食器の音，紙の音，水が流れる音（水道，トイレ），レジ袋の音，子どもの声，子どもの泣き声，鳥や虫の鳴き声，金属音，ブレーキ音，プラスチックの当たる音，ハイヒールの音，電子音，警報音，キーボードの音，などです．

② 低音に対する不快感がある場合

不快な音の音域以外の周波数帯**（高音域）**の利得・出力を1～3dBSPL程度上げていきます．低音の具体例は，エアコンの音，換気扇の音，モーター音，エンジン音，扇風機の音，コンピューターのファンの音，などです．

③ ことばの明瞭性が不十分な場合

「音は聞こえるがことばが聞き取れない」などの訴えがある場合，特性図もしくは補聴器装用閾値にて，目標の利得・出力に不足している音域の利得・出力を上げていきます（症例5-12，134頁参照）．補聴器装用閾値にて低音の利得が調整にて上がらない場合は，耳栓の変更（イヤモールドなど）を検討します．

次に，圧縮（圧縮率）を確認します．1.7～1.5となっている圧縮率を0.1単位で下げます（低くても1.3程度まで）．

④「全体の音量が不足している」と訴えた場合

特性図や補聴器装用閾値を確認して，特に不足している音域を中心に全体の利得・出力を上げていきます．

⑤「ことばが歪んで聞こえる」と訴えた場合

圧縮（圧縮率）を確認します．1.7～1.5となっている圧縮率を0.1単位で下げます（低くても1.3程度まで）．次に，最大出力制限の値が，80dBSPLもしくは90dBSPL入力時の特性曲線を下回っていないか確認します．

⑥「近くの音と少し離れた音が同じぐらいの大きさで聞こえる」と訴えた場合

圧縮率が高いことで生じる現象です．圧縮率が1.7～1.5の場合はまず生じません．もし生じた場合は，低くても1.3程度を目安に圧縮率を下げていきます．

⑦「こもり感が強い」と訴えた場合

　高音障害型難聴もしくは低音障害型難聴の症例で生じることが多いです．

　高音障害型難聴の場合は，耳栓の密閉によってこもり感が生じることが多いので，耳栓のベントを空ける，耳栓を変更する（密閉型からオープン型へ，など）などで対応します（症例 5-13，136 頁参照）．ただし耳栓に隙間ができた場合，装用閾値が上がる（ファンクショナルゲインが下がる）ことが多いので，調整にて補正します．また我慢できる程度であれば，経時的に改善することも多いので，そのことを患者に説明して，そのままで経過をみます．

　低音障害型難聴の場合は，低音の利得不足でこもり感が生じることが多いので，耳栓を密閉（密閉型耳栓もしくはイヤモールドの使用）して，調整にて低音の利得・出力を十分に上げます（症例 5-14，137 頁参照）．

⑧「問題ない」と訴えた場合

　特性図や補聴器装用閾値を確認して，目標の利得・出力に不足している音域の利得・出力を上げていきます（症例 5-15，139 頁参照）．

コラム 5-15　　　　　　　　　　　　　　　　　アドバンス

難聴と装用効果の自覚を促すために，補聴器適合検査を活用する（'患者の調整'の方法の 1 つ）

　元々難聴の自覚のない患者は，どれだけ補聴器の装用効果が得られても難聴を自覚しないことがあります．また中には自分が難聴であることを認めないケースもあり，調整に難渋することが多々あります．こういったケースで有効なのが補聴器適合検査であり，当科では**ファンクショナルゲインの測定と語音明瞭度曲線の測定**を用いて自覚を促すようにしています．

　ファンクショナルゲインの測定を用いる場合には，まず通常どおりの手順で非装用時閾値と装用閾値を測定します．その後，「今から音を流すのでちょっと聞いてみて下さい」と，補聴器を装用させた状態で非装用時閾値の音圧レベルの検査音を提示します．その上で「どのくらいの大きさに感

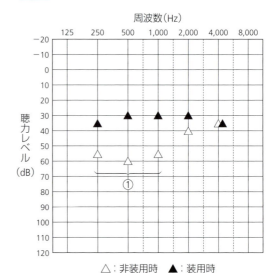

図1　検査の使い方

△：非装用時　▲：装用時

＊補聴器を装用させた状態で
①が得られた音圧レベルで測定音を提示する．
（差の大きい 250Hz〜1kHz を用いる）

じましたか？」と尋ね，患者の答えを確認した上で，補聴器がない時にボタンを押した音であることを伝えます．ファンクショナルゲインが適正であれば，ほとんどの患者がその音を大きく感じますので，これを行うだけで大半のケースにおいて難聴や装用効果の自覚を得ることができます．

　語音明瞭度曲線の測定を用いる場合には，非装用時と装用時を同条件下で測定して，その結果を比較するのがよいでしょう．まずは装用下で語音明瞭度曲線を測定して（図①→②→③），その後に非装用時にて装用下の最良の語音明瞭度が得られた聴力レベルとその－10，－20dBHL の 3 レベルで測定します（図④→⑤→⑥）．これを行うと，患者は補聴器をしていないと自分がいかに聞き取れていないかを実感します．ただし，これを行う前にファンクショナルゲインが適正であることを確認しておきましょう．

　この作業で難聴と装用効果の自覚が得られた場合，現状ではまだ途上であり，ここからさらに調整や常用をすることで改善を図ることを説明すると，患者のモチベーションはさらに上がります．

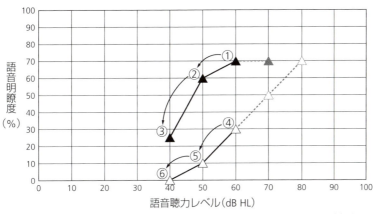

図2 難聴と装用効果の自覚を促す検査方法
①→②→③→④→⑤→⑥の順で検査を施行する
※適合評価の場合は破線の部分まで測定する

コラム 5-16　臨床のコツ

「頻回に通院できない」という患者さんに対する説明について

「頻回（週に1回）など忙しくて通えない，そんなに通う意味があるのか？」と訴える患者さんも少なくありません．これに対しては，当科では以下のように説明しています．

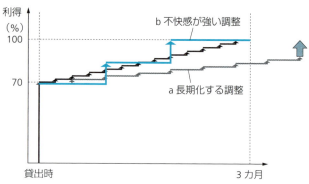

図　「頻回」に通院はできない」という患者への対応

a. 長期化する調整

「週に1回が最も効率的に調整を進めることができます（音を上げたときに不快感は通常3，4日で落ち着いてくるので，1週間後にはさらに音を上げることができるため）．間隔を空けることで効率が悪くなり，長期化してしまうことを承知なら，間を空けても構いません」．→患者さんに選択してもらいます．

b. 不快感の強い調整

「頻回に調整を行う方が，音を少しずつ上げることができるので，患者自身の不快感は少なくて済みますし，楽に調整を進めることができます．間が空いてしまうと，1回の音の増幅量が増え，その分不快感が強くなりますし，慣れるまでに時間がかかります．それを承知なら，間を空けても構わないでしょう．」→患者さんに選択してもらいます．

図 5-23 「やる気の壁」の効用

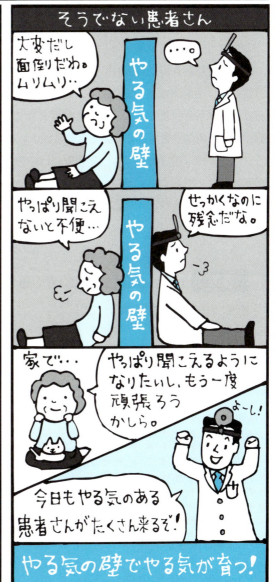

コラム 5-17　　　　　　　　　　　　　　　　　　　マニアック

適合しても，もっと聞き取りたいという患者に対する調整法

'うるさい，響く'といった不快感の除去を優先にする調整者は，音の増幅により不快感が出現することを恐れて，聞き取りの向上に必要な周波数帯の音も増幅しないことが多いと聞きます．特に3000〜4000Hz付近の高音域の周波数帯は不快感は出やすいですが，聞き取り向上には必要な周波数帯です．

当科では，聞き取り向上に意欲的な患者さんに対しては，その周波数帯もハーフゲイン程度を目標に増幅するようにしています．多少の不快感と，ことばの聞き取り改善のどちらが良いか，体験してもらうためです．この場合，「どれ程の改善を実感してもらえるかはわからないけど，できる限り聞き取り改善の効果を引き出す方向で頑張ってみましょう」と前置きをした上で，音を増幅しています．

こういった方策で調整を進めていくと，患者さんのなかに「うるさいだけなら不満だったが，効果があるので頑張っているよ」というケースが意外に多いことに気づかされます．調整により不快感が多少増しても，きちんと説明していれば，装用中断となることはほとんどありません．ただ，こういった調整を行っていくためには，頻回のフォローアップや調整者が装用効果を追求する姿勢を常日頃示しておくことが必要不可欠です．

また，中途半端な増幅では，聞き取りは中途半端な上に不快感だけ増すことになり，'補聴器は高くてうるさいくせに，効果がない'という悪評を生み出すことになりかねませんので，注意が必要です．

症例　「だいぶ聞き取れるが，もう少しだけ明瞭に聞こえるといい」

症例: 75歳，男性（無職）

【主訴】
両側難聴

【現病歴】
10年以上前から聞きにくさはあったが，何とか聞こえていたのでそのままにしていた．最近，家族から「テレビの音量が大きい，聞き返しが多い」と指摘されることが増えたため，補聴器装用を希望して来院した．

【装用3カ月後】
補聴器（両耳装用，耳掛け型，イヤモールド）を貸し出して，通常通り，フィッティングを進めた．現在，補聴器は常用できており，会話で聞き返すことは減り，テレビの音量は家族より小さくても聞き取れるようになった．会話をしていて，ときに聞き取りにくいと感じる．仕方ないのかなと思っているが，できればもう少しだけ聞き取

りを良くしたいという希望がある．ファンクショナルゲインの測定では，「ハーフゲイン，水平＆なで肩」程度の補聴器装用閾値（図a▲，図c---）が得られ，最良の語音明瞭度の測定でも会話音圧帯で最良の語音明瞭度が得られていた（図b▲）．ただし，最良の語音明瞭度の測定結果について詳しくみてみると，高音域に分布する語音が低音域に分布する語音に異聴する傾向が見られた（例：リ→ミ、ス→フなど）。

【対処】

上記の結果を踏まえて4kHzを中心に増幅を行い，250Hz以外の補聴器装用閾値が水平になるように調整を加えた（図a▲、図c──）。その結果、最良の語音明瞭度は裸耳に比べて10%程度良好な値となった(図b▲)。

【再設定後の患者の訴え】

対処前でも大方聞き取れていたので、すごく良くなったというわけではないが、以前に比べれば話が分からないということが減ったと思う。補聴器は本当に重宝している。

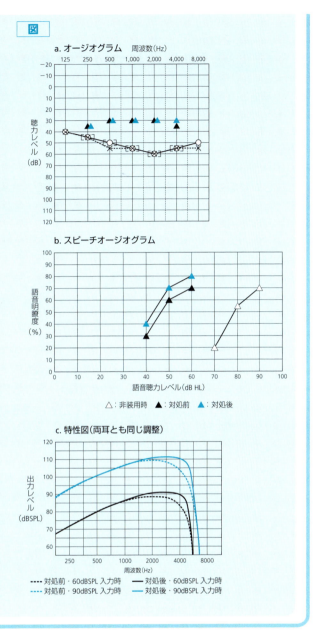

図
a. オージオグラム
b. スピーチオージオグラム
△：非装用時　▲：対処前　▲：対処後
c. 特性図（両耳とも同じ調整）
---- 対処前・60dBSPL入力時　── 対処後・60dBSPL入力時
---- 対処前・90dBSPL入力時　── 対処後・90dBSPL入力時

6 再調整において，初期調整終了(最終評価)時までに行うこと

① 目標とする装用閾値を満たす利得の設定を行う（ハーフゲイン，水平＆なで肩）．
② 利得に対して適度な圧縮（20〜23dB）となっている（圧縮率：1.3〜1.5程度）．
③ 130dBSPL以下の最大出力制限を厳守した上で，最大出力が90dBSPL入力時の出力を下回らないように設定する．
④ 耳栓や調整の工夫をして，ハウリングが生じない状態となっている．
⑤ 常用することが可能となっている．

症例 5-7 「ほとんどつけていませんでした（やる気がなくて）」

症例：78 歳，女性（無職）
【主訴】
両側難聴
【現病歴】
右耳は幼少期より聞こえていなかった．最近，家族から難聴を指摘されることが増えた．自分自身としては特に困ってはいない．難聴の自覚はなく，家族の強い勧めで来院した．

【初回調整時】
家族の不便や心配が強いが，本人はそれらを自覚していない状態であった．通院できるうちに，何とか補聴器をつけてほしいという家族の強い希望から補聴器（左耳装用，耳掛け型，イヤモールド）を貸し出した．目標値の 70% 程度の利得・出力で開始した（図 1b）．

【装用 1 週後】
うるささなどはないが，難聴で困っていることもないので，家族が指摘してきた時だけつけている（装用時間は 1 日 3 時間程度）．家族からは会話は多少の聞き返しがあるが，普通の声で概ね受け答えが可能になっている．補聴器をつけていてくれれば家族は楽であるとのことだが，本人にその自覚がないためほとんどつけてくれず，家族は非常に困っているとの訴えあり．

【対処】
装用閾値（ファンクショナルゲイン）は目標の 70% 程度で適切だった（図 1a ▲）．装用時間が短かった原因は，装用意欲の問題と思われた．そのため，まず装用効果をより確実に感じてもらうために，全音域を 3dBSPL 増幅して聞き取り向上を狙った（図 2b）．その後，ファンクショナルゲインの測定を行い，難聴の状態と装用効果について自覚を促した（コラム 5-15，120 頁の方法）．

【対処後の訴え】
そこまで聞こえていないとはさすがに感じていなかった．少し家族の意見も聞いて頑張ってみようかと思う．
3 カ月後に，装用閾値は 30dBHL 程度となった（図 2a ▲）．

図1

a. オージオグラム

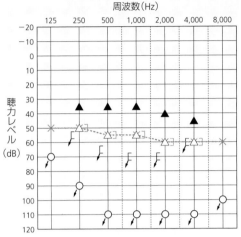

△:非装用時　▲:装用時

b. 特性図

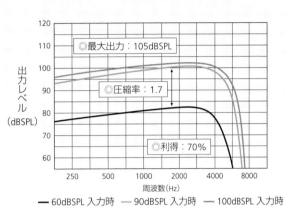

図2

a. オージオグラム

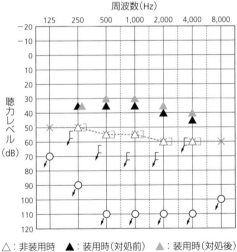

△:非装用時　▲:装用時(対処前)　▲:装用時(対処後)

b. 特性図

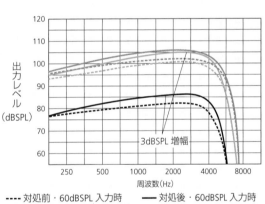

解説　モチベーションの低い人には，それをいかに引き上げるかという工夫が大切です．この例ではコラム5-15（120頁）の方法と共に，利得・出力をあえて上げることで効果を実感してもらい，それによってモチベーションを高めるという方法をとりました．

症例 5-8 左は装用できたが，右は装用できなかった例

症例：82歳，女性（無職）
【主訴】
両側難聴
【現病歴】
最近，急に会話が聞きづらくなった気がする．家族からは数年前から指摘されることがあった．家族に迷惑をかけるのも嫌なので補聴器装用を希望して来院した．

【初回調整時】
会話の聞き取りの改善を希望し，補聴器（両耳装用，耳掛け型，密閉型耳栓）を貸し出した．目標値の70%程度の利得・出力に設定した（図1b）．

【装用1週後】
左は装用できたが，右耳はこもり感が強く，うるさいので補聴器を外していた．右装用を頑張ってみたものの，装用を継続できなかった．貸出時の最初から右だけうるさいと感じていた．

【対処】
まず特性図をとって純音聴力検査の結果に見合った特性曲線になっていることを確認した（図2b）．次にファンクショナルゲインの測定を左右で行い，純音聴力検査において右の低音域の結果に誤りがあることがわかった（図2a）．低音域の非装用時閾値が50dBHLではなく，25〜30dBHL程度であった．それを踏まえて低音域の利得・出力を下げ，さらに耳栓にベントを1mm開けた（図3b）．
調整後に再びファンクショナルゲインの測定を行い，低音域の利得過多が解消したことを確認した（図3a）．

【対処後の訴え】
右も左と同じようにつけられて，聞きやすくなった気がする．右側の補聴器が少しハウリングしやすい気がする．

【患者説明】
こもり感が出ないように一先ずベントという穴をあけています．これにより低音のうるささも減ります．しかし，この穴のせいでハウリングがしやすくなるので慣れてきたら少しずつ塞いでいき，最終的には閉じるようにします．あまりにハウリングがするようであれば，また教えてください．

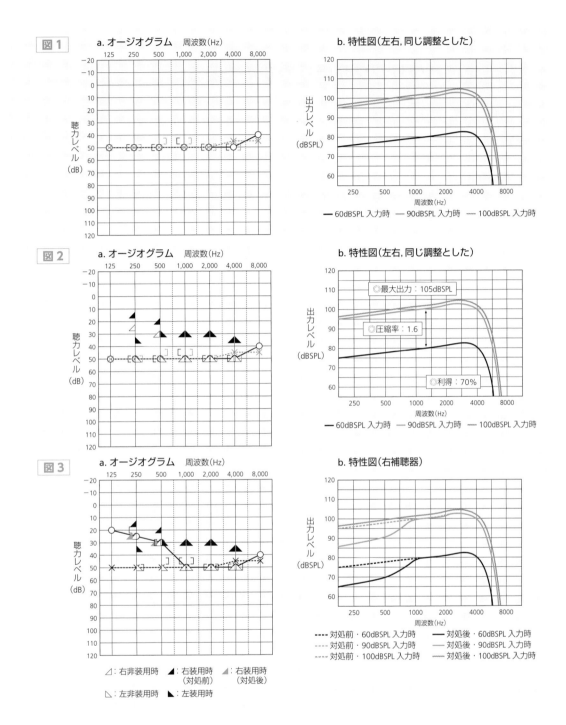

解説 「頑張っても無理です」と患者が訴える場合には，検査結果の誤りなど，こちらに落ち度がある可能性があります．純音聴力検査は基本となる検査ですが，正しく測定をするには習熟が必要です．ヘッドホンのずれなどで低音域の聴力が実際より悪く出ることがあります．結果は常に参考値だと考えて，間違いが起きやすいことを念頭に置くことが大切です．問題を手順通りに検出して対処を行い，改善が得られたかを確認します．

症例 5-9 「ハウリングが鳴りやすくて困る」

症例：54歳，男性（会社員）
【主訴】
両側難聴
【現病歴】
以前から職場の検診にて難聴を指摘されることがあった．最近，仕事上で不自由を感じることが増え，補聴器装用を希望して来院した．

【装用10週後】
補聴器（両耳装用，オープン型，オープンドーム型耳栓）は常用ができており，聞き取りもよくなったと自覚がある．ただ最近はハウリングがしやすくて困ることが多い．欲をいえばもう少し聞き取りがよくなるとよい．

【対処】
装用閾値を確認すると高音域（2kHz, 4kHz）のファンクショナルゲインは20dBだったが，1kHzは5dBであった（**図a▲**）．ハウリングの抑制とファンクショナルゲインを上げるために，耳栓をオープンドーム型からシングルドーム型耳栓に変更した．補聴器の調整は変更しなかった（**図b**）．
1kHz以上の高音域の補聴器装用閾値が改善した（**図a▲**）．

【対処後の訴え】
多少賑やかになったが，常用はできている．ハウリングは少なくなり，聞き取りはよくなったと思う．

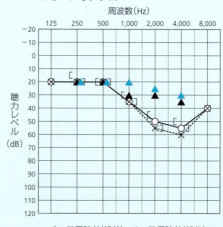

a. オージオグラム

▲：装用時（対処前）　▲：装用時（対処後）

b. 特性図（右補聴器）

― 60dBSPL 入力時　― 90dBSPL 入力時　― 100dBSPL 入力時

解説　密閉型耳栓とイヤモールドの場合，純音聴力検査結果と特性曲線からファンクショナルゲイン（補聴器装用閾値）を予測することができますが，それ以外の耳栓ではベントや耳栓の隙間からどの程度音が抜けるかの予測が困難です．そのため耳栓を変更した際にはファンクショナルゲインを測定して，利得過多・不足となることを防ぎましょう．

症例 5-10 「うるさかったけど頑張ってつけてきました」

症例: 82歳, 男性(無職)
【主訴】
両側難聴
【現病歴】
10年以上前から家族からは聞こえていないといわれていた. テレビの音量もほぼ最大になっていて, いよいよ困ったと感じて来院した.

【初回調整時】
会話での不自由などを解決したいと補聴器装用を希望し, 補聴器(右耳装用, 耳掛け型, イヤモールド)を貸し出しとした. 利得・出力は目標値の70%程度の設定で開始した.

【装用1週後】
うるさかったが1週間頑張ってずっとつけっぱなしにしていた. 欲をいえばもっとはっきり聞き取れると嬉しい.

【対処】
開始から1週間, 常用してきたことを褒めた上で, ファンクショナルゲインを測定し, 状態を確認(図a▲). うるさいが常用はしており, 明瞭性を上げたいという希望から, 不足している高音域の利得を増幅した.

【対処後の訴え】
会話は普通に聞こえて, 1対1の会話は問題なさそう. 家族と一緒にテレビがみられるようになった.

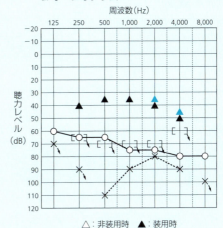

a. オージオグラム

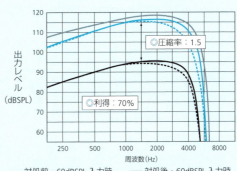

b. 特性図

解説 うるさいという訴えがあっても常用可能であれば聞き取りを優先して, 調整を進めます. しかし, うるささが増して装用時間が短くなる可能性もあるため, 褒めることで装用意欲を高め, その可能性を減らすようにします. もし装用不可や装用時間の短縮となった場合はうるささへの対処(患者の調整)を検討します.

症例 5-11 「常用はできているけど，生活音がうるさい」

症例：70歳，男性（無職）
【主訴】
両側難聴
【現病歴】
以前から聞き取りづらさがあり，会話の聞き取りが最近悪化してきたため，補聴器装用希望で来院した．

【装用5週後】
補聴器は両耳装用，耳掛け型，イヤモールドで開始した．対話は大丈夫になったが，もう少し聞き取りがよくなるといい．また，食器や水の音がうるさいのが気になる．

【対処】
まずファンクショナルゲインを測定し，低・高音域が不足していることを確認した（図a▲）．それらの不足部に対して利得・出力の増幅を行った（図b）．高音域は難聴の程度が重く，ことばの聞き取り改善のためには利得を大きく増幅する必要があるが，短期間で行うと不快感が強くなるため，少しずつ調整していくことを説明した．
調整後は，低・高音域の補聴器装用閾値が低下した（図a▲）．

【対処後の訴え】
うるささはあまり変わらないが，常用はできている．聞き取りは少ししやすくなっていて，テレビの音量は家族と同じか少し小さいくらいで聞こえるようになった．効果については大分よいし，うるさいのは我慢できないレベルではないので大丈夫．

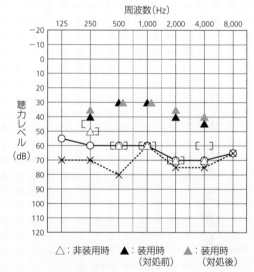

a. オージオグラム

△：非装用時　▲：装用時（対処前）　▲：装用時（対処後）

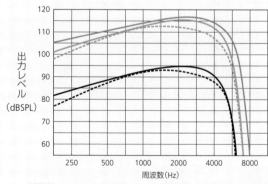

b. 特性図（右耳）

解説 患者の望む効果が得られていれば,「効果があるので不快感は我慢できます」ということはよくあります.効果を上げるために利得・出力を上げていくと,音に対する不快感は出現しますが,効果を実感できれば,ある程度の不快感は我慢できるようです.また常用できている患者の多くは,利得・出力の増幅を行っても不快感があまり強くなりません.これは常用を継続していくことで,脳が変化して音に対する慣れが進んでいるからと思われます.患者が増幅したことに気付かないレベル(1〜3dBSPL)で調整を行うことや常用によって効率的に慣れを進ませること,不快感に対する理解を得るために効果を上げることは,補聴器調整における基本です.

症例 5-12 「うるさい音は下げたい．テレビはもっと聞き取りやすくしたい」

症例：67歳，男性（無職）

【主訴】
両側難聴

【現病歴】
左耳は幼少時より中耳炎を繰り返しており，その頃からほとんど聞こえていない．そのため諦めている．数年前から右耳も徐々に悪化してきており，家族に迷惑をかけていると感じて来院に至った．

【装用6週後】
補聴器（右耳装用，耳掛け型，イヤモールド）を貸し出して，利得・出力は目標値の70％から開始し，徐々に増幅を行った．補聴器は常用している．会話の聞き取りは大分よいが，時々聞き逃しが出てしまう．テレビは聞き返しができないので困っている．また孫が騒ぐとうるさいと感じることが多い．

【対処】
ファンクショナルゲインの測定を行い，補聴器装用閾値にて低音域，高音域の利得不足を確認した（図a▲）．1kHzがピークとなっており，低高音域を増幅した．大きな音（孫が騒ぐ声）がうるさいという訴えがあったため，特性図にて100dBSPL入力時の出力を測定し，最大出力制限が適切であることを確認した（図b）．さらに，小さなお子さんの声がうるさいのは当然であり，補聴器で聞き取りが改善して孫の声がよく聞こえるようになったのだと説明した．調整後，補聴器装用閾値は1kHzがピークとなっていた状態（図a▲）から，ピークが目立たない，より水平＆なで肩に近い装用閾値となった（図a▲）．

【対処後の訴え】
孫の声のうるささに関しては納得したので大丈夫．調整前に比べてテレビはより聞きやすくなったのでよい．

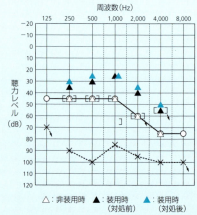

a. オージオグラム

△：非装用時　▲：装用時（対処前）　▲：装用時（対処後）

b. 特性図

---- 対処前・60dBSPL入力時　　―― 対処後・60dBSPL入力時
---- 対処前・90dBSPL入力時　　―― 対処後・90dBSPL入力時
　　　　　　　　　　　　　　　―― 対処後・100dBSPL入力時

解説 うるさい，響くなどの不快な症状は調整過程で避けては通れない訴えです．利得・出力の調整で改善を図ろうとした場合，一般的にはそれを下げることとなります．その結果，不快感と同時に聞き取りも低下してしまいます．そのためネガティブな訴えを，ポジティブな解釈に変える説明をして，'患者の調整'を行うことも補聴器適合において必要な手段です．

症例 5-13 「聞き取りはよくなっているがこもり感がつらい」

症例: 47歳, 女性（無職）

【主訴】
両側難聴

【現病歴】
20代の頃から聞き取りづらさはあった. 徐々に悪化して, 最近は生活上で不便が増えた. 家族の勧めもあり, 補聴器装用希望で来院した.

【装用6週後】
補聴器（両耳装用, 耳掛け型, 密閉型耳栓）は常用可能となっており, 聞き取りの不自由もかなり減ってきた. ただ最近こもった感じがあるのがつらい.

【対処】
装用閾値を確認すると20～30dBHLと効果は高い状態にあった（図a▲）. こもり感の改善のため, 密閉型耳栓からダブルドーム型耳栓への変更を検討したが, 外耳道孔が狭くダブルドーム型耳栓は上手く入らなかった. そのため密閉型耳栓にベントを開けて対処した.

ベントを開けた状態でファンクショナルゲインを測定すると, 500Hz～1kHzにおける装用閾値の上昇が確認された（図a▲）. その結果を踏まえて低中音域の利得を増幅し直し（図b——）, 装用閾値が元に戻ったことを確認した（図a▲）.

【対処後の訴え】
装用時間と装用効果は変わらないけど, こもり感がなくなってくれたことはとてもよかった. 違和感なくつけていられることはとても嬉しい.

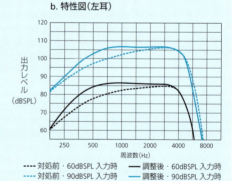

a. オージオグラム

▲：装用時（対処前）　▲：装用時（ベント後）　▲：装用時（ベント→調整後）

b. 特性図（左耳）

---- 対処前・60dBSPL入力時　―― 調整後・60dBSPL入力時
---- 対処前・90dBSPL入力時　―― 調整後・90dBSPL入力時

解説　低音域の聴力が正常の場合, 外耳道を密閉するとこもり感が出ることが多いです. この例では250Hz以下の低音域の聴力が15dBHL以下であり, 密閉したことでこもり感が生じていました. そのため耳栓にベントを開けて対処をしたわけですが, ベントから音がもれて補聴器装用閾値が上昇することはよくあります. そのためベントを開けた際にはファンクショナルゲインを測定して, ベントを開ける前との変化を確認して, その分の補正を行う必要があります.

症例 5-14 「装用前からあるこもり感がつらい」

症例：47歳，女性（自営業）
【主訴】
両側難聴
【現病歴】
20歳過ぎの頃から聞き取りづらいという自覚はあった．最近，近くだと聞き取れるのに，離れたところからだと聞きづらいことが多い．こもり感や耳閉感もあり，それらもよくならないものかと思い，来院した．

【装用3週後】
補聴器（両耳装用，耳掛け型，密閉型耳栓）を貸し出して，利得・出力は目標値の70％程度から開始し，徐々に増幅した．今のところこもり感は不変であり，聞き取りも満足のいくものではない．もう少し聞きやすくして欲しい．

【対処】
まずファンクショナルゲインを測定し，低音域が利得不足であることを確認した（図a▲）．耳栓の不適が疑われたため，イヤモールドを作成し，完成後に装用閾値を再確認した．補聴器の調整は変えなかった（図b）．低中音域で25dBHL程度の補聴器装用閾値となった（図a▲）．

【対処後の訴え】
大きく聞こえるようになり，テレビの音量も極端に下がった．気づけばこもり感や耳閉感がよくわからなくなっていた．

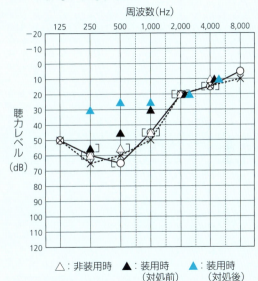

a. オージオグラム

△：非装用時　▲：装用時（対処前）　▲：装用時（対処後）

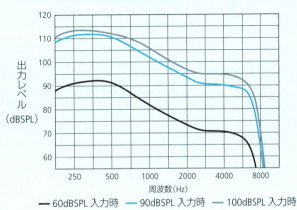

b. 特性図（左右同じ調整）

解説 一般的にこもり感や耳閉感という不快感は，低音域が正常の高音障害型難聴に対して密閉型耳栓で補聴器適合を行った場合に頻出する症状です．しかし，低音域が十分に聞き取れない場合にも，こもり感や耳閉感を訴えられることがあります．そのため低音障害型難聴例においてもよくみられます．おそらく高音障害型と低音障害型では異なる現象，異なる感覚（不快感）が生じていると思われますが，患者さんは「つまった感じ」「こもった感じ」と似た表現を用います．高音障害型難聴と異なるのは，補聴器を装用しない状態でこの症状が起きているということであり，聞こえないことがこれらの症状を感じさせているということです．そのため低音域を十分に補聴することが，これらの症状の改善に寄与します．

症例 5-15 「強いて言えば左が聞きづらい？」

症例：56 歳，男性（会社役員）

【主訴】
両側難聴

【現病歴】
数年前から聞き取りに不自由を感じるようになった．特に会話が聞きづらい．また，テレビの音量を上げないと聞きとれない．友人の勧めもあり，来院した．

【装用 3 カ月後】
補聴器（両耳装用，耳掛け型，イヤモールド）を貸し出して，利得・出力の目標値の 70％ 程度の設定で装用を開始し，徐々に増幅を行った．現在，常用しており，自覚的にはほとんど不自由はなくなった．強いていえば左耳の方が聞きづらい気がする．

【対処】
左右別にファンクショナルゲインを測定し，左右差があることがわかった（図 a ▲ ▲）．その結果を元に左補聴器の不足部（250〜1000Hz）の増幅を行い（図 b ——），再検査を実施した．
結果，左右のバランスが良くなった（図 a ▲）．

【対処後の訴え】
調整前と大差はないような気はするが，左右のバランスは良くなった感じがする．

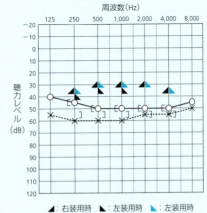

a. オージオグラム

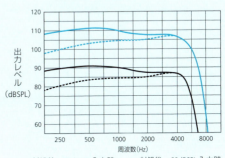

b. 特性図（左補聴器）

解説 この例は大きな問題がなく調整が進みましたが，患者がよいといったからといって，適合しているとは限りません．購入決定を考える際に，「患者がよいといったから販売した」という話はよく聞きますが，補聴器適合検査が行われていないケースも多いです．患者がよいと評価しただけではなく，補聴器適合検査に用いて評価を行う必要があります．また補聴器適合検査の結果を提示することで，患者さんは自分の目で装用効果を確認することができます．

4 最終確認

　初回調整から「きこえの力を最大限に引き出す」という目標に向けて，調整を繰り返してきました．第3章で説明したように3カ月を目安として，目標に到達したか最終確認を行います．最終確認で必ず行いたいのは，本章 1 で説明した**ファンクショナルゲインと語音明瞭度曲線**です．当科ではこの2つの検査で目標達成していることを確認した上で，患者さんに**購入をするかどうか**を決定してもらっています．

　患者さんには，「初期調整でできる限りの調整を行いましたので，今後も補聴器を継続して使用していくか，また使用していく場合は**両耳にするか，片耳にするか**を含めて検討して下さい」と説明を行います．購入するかどうかは，患者さん自身の意志で決めることになります．ほとんどの患者さんはこの時までに購入するか否かを考えていますが，まだ決めきれない患者さんには，1〜2週間検討する機会を設けて判断してもらっています．

　最終確認時にファンクショナルゲインと語音明瞭度曲線の測定で目標を達成しても，なお不満を訴える患者さんや満足しない患者さんは少なからず存在します．特に元々難聴の自覚が乏しい患者さんに多い傾向があります．不満の内容として多いものは，

「雑音をうるさく感じる」「雑音下の聞き取りが十分ではない」

「雑音下では補聴器がない方が聞き取りやすい」

「健聴者より大きく聞こえているのでは？」「聞こえすぎるので音を下げて欲しい」

などです．そのような患者さんに対しては，まずは'患者の調整'で対処します．そのポイントは以下のようになります．

- 現時点で補聴器による聴覚リハビリテーションの当初の目標（会話音圧帯で最良の語音明瞭度となること）は達成している
- 雑音をうるさく感じるのは，'難聴の脳'がまだ十分に変化していないからかもしれない（今後常用を継続すれば，経時的に改善していく可能性はある）
- 雑音下では健聴者でも聞き取りづらい，聞き取れないことが少なくない（健聴者は聞き取れないことを雑音環境や話し相手・話者のせいであると考えるので気にしない．難聴者はそれを自分の難聴のせい，もしくは補聴器のせいだと思うので気になる）
- 大きな雑音下ですぐ近くの人と対話する場合などは，補聴器がない方が聞き取りやすいことはある．ただしそれは生活の中でかなり限定された場面である．生活の多くの場面では，補聴器がある方が聞き取りやすいはずである．補聴器は聞き取れる範囲を広げているものである（聞き取りの精度を大きく上げるものではない）
- 装用時は非装用時よりはもちろん大きく聞こえているが，健聴者ほど大きく聞こえていない（補聴器装用閾値，非装用時閾値を見せて，健聴のレベルほど聞こえていないことを示す）
- 音（利得・出力）を下げると雑音は小さくなり快適になるが，同時に聞き取りは悪くなる可能性が高い（本来の目的である聞き取りの改善が不十分になる）

これらの説明で多くの患者は納得しますが，残念ながらそれでも納得しないケースもあります．そのような患者は，「雑音がどうしてもうるさいから音を下げて欲しい」「大きく聞こえすぎるから音を下げて欲しい」と訴えます．その場合は以下の選択肢を提示して，患者自身に選択してもらっています（症例 5-16 参照）．

① **雑音抑制機能をより強くする（現在の設定より機能を強くする）**
② **利得・出力を少し下げる**
③ **このままの調整で様子を見る**

症例 5-16 「雑音の中だと聞き取れないことがあって不満」

症例：72 歳，女性（無職）

【主訴】
両側難聴

【現病歴】
最近，難聴を周囲に指摘される．会話が聞き取れないとは自分ではあまり思わない．確かにテレビの音は少し大きくしているし，小さい声で話されると聞きづらいことがある．家族が強く補聴器を勧めるので来院した．

【初期調整】
補聴器（両耳装用，耳掛け型，イヤモールド）を貸し出して，通常通りのフィッティングを行った．

【補聴器装用 3 カ月後】
補聴器は常用できている．テレビの音量は下がり，会話もスムーズになったと家族から言われる．本人は，雑音が増えたことと雑音の中で聞きづらいことに対して不満を持っており，装用効果をあまり自覚していない（雑音抑制機能の設定は，弱・中・強の 3 段階のうち，弱としていた）．

【検査結果】
ファンクショナルゲインの測定では，「ハーフゲイン，水平＆なで肩」程度の補聴器装用閾値となっていた（図 a ▲）．特性図においても不要なピークは存在せず，最大出力制限も適正であった（図 b）．語音明瞭度の測定でも会話音圧帯で最良の語音明瞭度が得られていた（図 c ▲）．語音明瞭度曲線は健聴者の下限に入っており，天井効果と言える状態であった．

【対処】

補聴器適合検査では十分に適合しており，補聴器装用効果をこれ以上改善させるのは難しいことを説明した．雑音が増えたように感じるのは，難聴の状態（装用前）ではそもそも聞こえていなかった，または小さく聞こえていた雑音が容易に聴取できるようになったためであると説明した．また雑音下での聞き取りづらさについては，健聴者であっても100%は聞き取れないこと，周囲の環境音や話者の話し方によって聞き取りは影響を受けることを説明するが納得は得られなかった．そのため，以下の選択肢を提示した．

　①雑音抑制機能をより強くする（現在の弱から中に変更する）
　②利得・出力を少し下げる
　③このままの調整で様子を見る

本人は，多少聞こえづらくなっても雑音を小さくしたいという希望が強く，②を選択したため，②の調整を行った．

【対処後の訴え】

1週間後に再診したときに，調整後に雑音は小さくなったが聞き取りは悪くなったという訴えがあった．再度相談の上，「元の調整に戻して欲しい」という本人の希望があり，調整を元の状態に戻した．

しばらく経過した後，現状は補聴器の効果として良好であること，そして雑音をうるさく感じることや雑音下の聞き取りが十分ではないことはある程度仕方がないことが理解できたとのことだった．

■図

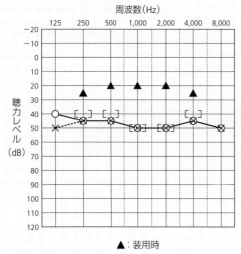

a. オージオグラム

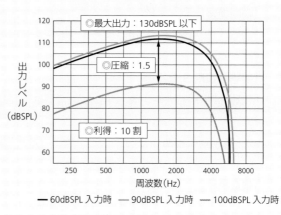

b. 特性図（左右とも同じ調整）

▲：装用時

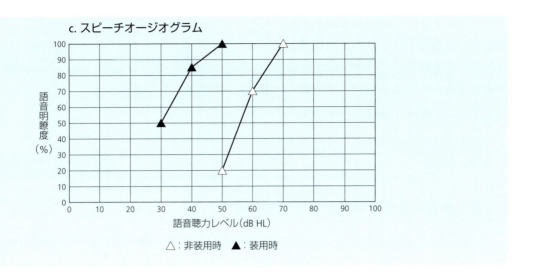

c. スピーチオージオグラム

△：非装用時　▲：装用時

解説 補聴器による聴覚リハビリテーションが順調に進んだときに、最後に残る不満の訴えは雑音をうるさく感じることと、雑音下の聞き取りの不十分さです。逆にこの訴えのみになった場合は、聴覚リハビリテーションが順調であるとも言えるでしょう。

　この場合の対処法としては、前述したように雑音抑制機能の調整、利得・出力を下げる調整があります。雑音抑制機能は、補聴器に入力された音をことばと雑音に識別し、雑音（主に定常雑音）の周波数成分を減衰させる機能です。その方法には、逆位相の音を作成して雑音を相殺させる方法と利得を減衰する方法があります。いずれの方法でも雑音が抑えられ快適性は向上しますが、この機能には明瞭度を上げる効果はなく、むしろ低下させる可能性があります。そのため、雑音抑制を強く掛けることで、「ことばが聞き取りにくくなった」、「テレビの音量が上がってしまった」などという訴えが生じることもあります。我々は聞き取り向上を重要視するため、雑音抑制機能を使用する場合には弱とするのを基本としています。

　利得・出力を下げる調整を行うと、雑音は小さくなるが聞き取りは悪くなるために、再診時に「元に戻して欲しい」と訴える症例がほとんどです。そのためこの作業は非効率のように思えますが、患者の理解や納得のためには必要な作業とも言えます。我々医療者ができることは、聴覚のプロフェッショナルとして取りうる選択肢を提示して、患者にとってベストと思える道に誘導していくことと考えています。

また当科ではこの最終確認時に，ファンクショナルゲインと語音明瞭度曲線の測定以外に補聴器適合検査の指針（2010）（補章，171頁）の必須項目の一つである環境騒音の許容を指標とした適合評価と，参考項目の質問紙による適合評価を行っています．ここでは環境騒音の許容を指標とした適合評価（コラム5-18）と，質問紙による適合評価（コラム5-19）について当科での使用方法を紹介いたします．

コラム 5-18　　　　　　　　　　　　　　　　　　　アドバンス

環境騒音の許容を指標とした適合評価

　環境騒音の許容を指標とした適合評価が補聴器適合検査の指針（2010）の必須検査項目となったのは，補聴器から入る騒音に耐えられないと装用を拒否する可能性が高いためと思われます．実際に車の走行音や子どもの声など，周辺環境音によるうるささや響きなどの不快感から，装用拒否や中断となるケースは多いです．この検査は環境騒音下で補聴器を装用して日常会話を聴取する際に，環境騒音のために補聴器が使用できないことがないかを評価します．

　適合/不適合の判定については，少なくともSN比＋15dBの4項目全てで'使用できる'という回答を得られれば適合，4項目中1項目でも'補聴器装用するのが困難'という回答であれば不適合と判定します（172頁参照）．可能であればもっと劣悪な環境(SN比＋10dBや＋5dB)でも適合が得られるとよいでしょう．

雑音に対する慣れの変化を数値化できる

　補聴器調整の経過中に，我々からみると雑音に対する慣れが進んでいると思われる症例でも，その変化を患者さん自身が自覚できることは多くはありません．その変化を数値として示すために，環境騒音の許容を指標とした適合検査は極めて有用です．補聴器装用経験のない両側感音難聴患者63例を対象に，同検査を初回調整時と初期調整終了時に施行しました（図）．初回時には約1/5の症例が不適合でしたが，初期調整終了時には不適合症例はなくなりました．また，全ての症例で許容が進み，悪化した症例はありませ

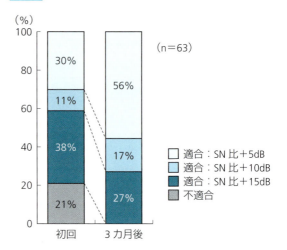

図 環境騒音の許容と変化

んでした．SN+5dB という比較的劣悪な条件でも許容できる症例が 30％から 56％と増加しました．

この検査結果の変化を提示すると，患者さんの多くは雑音に慣れてきたことを理解し，中には"今後も装用を継続することでさらに慣れるのでは？"とモチベーションが上がる症例も少なくありません．このように同検査は，雑音に対する慣れの変化について患者さん自身に理解を促す面でも有用であり，他の適合検査にはない大きなメリットがあると考えます．

コラム 5-19　　　　　　　　　　　　　　　　　　　　　　　　　　　アドバンス

質問紙による適合評価

質問紙による適合評価では，補聴器の装用前後に質問紙を用いることで，装用効果に対する患者の主観的な評価を行います．評価方法としては，きこえについての質問紙（2002）や HHIA（Hearing Handicap Inventory for Adults），HHIE（Hearing Handicap Inventory for Elderly）などがあります．当科ではそれに加えて独自に作成した質問紙を用いています（参考資料，179 ～ 180 頁参照）．内容は，難聴による不自由や苦痛の変化を VAS（Visual Analogue Scale）を用いて評価し，さらにその改善度を［悪化／不変／やや改善／著明改善／ほぼ消失］の 5 段階で評価しています．また，補聴器に対する満足度を 100 点満点で評価してもらい，自身が感じている問題点や希望など自由に記載してもらっています．

適合／不適合の明確な判定基準はありませんが，装用前後で VAS が改善傾向を示し，改善度もやや改善～消失であればよいと考えています．反対に装用前後で VAS が悪化傾向にあり，改善度が悪化または不変の場合にはその原因について検討します．満足度については何点がよいかという基準はありませんが，60 点未満ですと，おそらく何らかの問題がある可能性が高いので，その原因について検討します．自由記載において，調整や効果に関する不満があれば再調整を検討します．

コラム 5-20　臨床のコツ

当科における補聴器適合検査の施行時期

　当科における補聴器適合検査の施行時期を図に示しました．

　まず装用前には質問紙を施行します．

　初回調整時には，特性図とファンクショナルゲインの測定を行います．環境騒音の許容を指標とした適合検査を初回調整時に行っておくと3カ月時に施行した検査結果と比較することができるので，雑音に対する慣れの変化を結果として患者さんに呈示できます（コラム 5-18，144頁，コラム補 -1，173頁参照）．

　再調整時には必ず特性図を施行し，月1回程度を目安にファンクショナルゲインを測定します．

　最終評価時には，語音明瞭度曲線とファンクショナルゲインを測定して，目標を達成しているか確認します．また環境騒音の許容を指標とした適合検査でも適合しているか確認します．質問紙で装用前より自覚的にも改善しているか評価を行います．

図　補聴器適合検査の施行時期の目安

		語音測定	環境騒音	FG測定	特性図	質問紙
開始	装用前					○
	初回調整		(○)	○	○	
再調整					○	
					○	
					○	
1カ月				○	○	
					○	
					○	
					○	
2カ月				○	○	
					○	
					○	
					○	
3カ月	最終確認	○	○	○	○	○

語音測定：語音明瞭度曲線（装用時と非装用時）
環境騒音：環境騒音の許容を指標とした適合評価
FG評価　：音場での補聴器装用閾値の測定（ファンクショナルゲインの測定）
特性図　：補聴器特性図
質問紙　：質問紙による適合評価

5 定期的なフォローアップ

　補聴器診療において，初期調整期間は極めて重要ですが，補聴器の状態確認や装用効果の維持や向上のためにはその後の定期的なフォローアップも大切と考えています．行うべきことは，患者自身が行う補聴器のメンテナンス，聴覚管理（耳鏡検査や純音聴力検査など），補聴器の状態確認（特性測定や部品交換など），効果測定と再調整です．

1 自分で行うメンテナンス（掃除と乾燥）について

> **調整者の説明: ちょっとした工夫**
>
> #### ① メンテナンス（掃除と乾燥）の必要性
> 　補聴器の寿命は平均 5 年です．メンテナンス次第でそれ以上にも，以下にもなります．長ければ 10 年使える人もいますし，短ければ 1 年もたない人もいます．故障もメンテナンスによって予防することが可能です．故障を予防して寿命を延ばすために，必ずメンテナンス（掃除と乾燥）は行いましょう．
>
> #### ② 掃除について
> 　必ず毎日，補聴器の掃除を寝る前に行いましょう．余裕があれば，朝昼晩行ってもよいでしょう．方法ですが，耳掛け型補聴器の耳栓の先（もしくは耳あな型補聴器の場合は，音が出る部分）を下に向けて，歯ブラシで軽く掻き出すように掃除します．耳栓の先を上に向けて掃除をしてしまうとゴミが中に入り込んで故障の原因になります．小さなブラシではなく，歯ブラシを推奨します．最後に全体をティッシュや柔らかい布で乾拭きしましょう．
>
> #### ③ 乾燥について
> 　必ず毎晩，補聴器を乾燥機（図）の中に入れて寝ましょう．補聴器用の空気電池は乾燥すると寿命が短くなるので，電池だけは抜いて別にしておきましょう．乾燥材は検知シートの色が変わったら交換です（寿命は通常 3～6 カ月程度）．
>
>
> 図
>
> #### ④ 買い替えについて
> 　補聴器の平均寿命は 5 年といわれていますが，きちんとメンテナンスを行えば 7～8 年程度もつことも多いです．5 年も経てば新型の補聴器がたくさん出ていますが，ほとんどの人が以前の慣れている補聴器の方がよかったといいますし，お金はかからないにこしたことはないので，できるだけ長持ちするようにメンテナンスをしましょう．5 年以上経過しても，壊れた場合はまず修理を考えます．一応修理の見積りを取って，買い替えるか修理するかを考えましょう．

2 '補聴器が壊れた'という訴えへの対処

補聴器外来に通院している患者（家族）からかかってくる電話で最も多いのが，'補聴器が壊れた'という問い合わせです．状態を確認しなければ対処できないことが多いですが，なかには患者自身が簡単に対処できることや，次回外来までに行っておいた方がよい対処もあります．以下に発生した問題とその対処法についてまとめました．

問題①：補聴器自体が壊れてしまった

補聴器自体の破損の原因には，子どものいたずら，踏んでしまった，犬が噛んでしまったなど，様々なことがあります．補聴器自体が壊れてしまった場合には，来院するか販売店に行くように勧めます．

問題②：チューブが外れてしまった

チューブ交換を長期間行っていないとチューブが硬化して外れやすくなります．患者の多くはチューブの向きの調整をした経験がないため，元の角度がわからないと困惑した様子で電話をかけてくることがあります．自分で元に戻してもらうように，まずは電話で正しいチューブの角度を説明しますが，患者さんが理解できない場合，来院するか販売店に行くように勧めます．

問題③：水没してしまった

'シャワーを浴びてしまった'，'洗濯をしてしまった'など，補聴器の水没はときにあります．もし水没させてしまった場合には，早急に販売店にもっていくように伝えます．もっていく前に電池を抜き，可能な限り水分を拭き取って乾燥剤の中に入れることを指示しましょう．また再度電源を入れてしまうとショートしてしまう危険性があるため，絶対に電源を入れないように説明します．

問題④：音が出なくなってしまった（断音）

断音の原因には様々な可能性があります．確認すべき順番としては下記のとおりです．
① 電池は入っているか？ 残量はあるか？
② 電池蓋はキチンと閉まっているか？ 蓋は緩んでいないか？
③ 電池切片（電池を入れる部分の金属）は錆びていないか？ 緩んでいないか？
④ スイッチは入っているか？
⑤ 耳栓の先（もしくは耳あな型の音孔）は詰まっていないか？
　➡ **耳垢で詰まって音が出ない場合**
　　　耳垢を掃除するように指示します（掃除の方法は前述147頁）．また，毎晩掃除するように指示します．耳あな型では音孔の直下にレシーバーがあるため，故障の

リスクが非常に高まります．この場合，修理代が 20,000 円以上かかることを伝えておくとよいでしょう．

⑥（耳掛け型の）チューブに汗や結露の詰まりはないか？

➡ **汗が詰まって音が出ない場合**

暑い時期になると耳掛け型では汗によるチューブの詰まりが出ます．少量の場合には音が弱まり，多量であると断音します．またこれを放置するとレシーバーに入り込み，最悪の場合は故障します．対処法としてはチューブを外して，エアブローで飛ばしたり，振ったりすると抜けます．チューブを外すのが怖いという方には乾燥器に入れておくと，翌日には乾燥させられることを説明しておくとよいでしょう．欠湿チューブ（チューブ内に糸を留置したチューブ）も有効ですが，吸い込むことができる量には限りがありますので注意が必要です．また耳あな型では汗による詰まりはありませんが，汗は音孔の直下にあるレシーバーに悪影響を与えますので，乾燥や拭き掃除を怠らないように指示します．

➡ **結露が詰まって音が出ない場合**

冬に起こる断音の原因として最も多いのが結露です．これはチューブ内の温度と外気温の差で生じるものであり，暖かいところから寒いところに出た場合によく起こります．実際にはいつ起こったかわからないことも多いので，冬場は結露による断音が頻出することは知っておくべきでしょう．対処方法は汗の場合と同じで，チューブを外してエアブローで飛ばしたり，振ったりすると抜けます．乾燥器に入れていても結露の予防はできませんが，本体やチューブに溜まった水分を取ることができますので故障予防にはなります．

問題⑤：ハウリングが止まらない

ハウリングが起こる原因には，耳栓の入れ方のような簡単なものから，ベントやシェルの不適などといった専門家がみる必要があるものまで様々なものがあげられます．こればかりは実際に確認をして対処しなければなりませんので，来院するか販売店に行くように勧めるとよいでしょう．

3 聴覚管理

長期的には聴力が低下する可能性がありますので，純音聴力検査を最低でも年に 1 回は行います．聴力が低下していれば，それに応じて補聴器を調整する必要があります．また，耳鏡検査にて耳垢や炎症の有無なども確認しましょう．

4 補聴器の状態確認と効果測定・再調整

当科では 3 カ月に 1 回を目安に，補聴器の状態確認と再調整を行っています．

❶ 補聴器の掃除と特性図の確認

　まず患者が補聴器のメンテナンスをしっかり行っていたかを確認します．続いて，音孔の詰まりやマイク部の汚れ落とし，錆の除去などを行います．音孔の詰まりやマイク部の汚れ，ダンパーの詰まりによって，断音や音の歪みが生じることがあります．そのため，必ず特性図で以前と変化がないか確認をします．この変化はコンピューターの調整画面上では検出できませんので，必ず特性測定を行う必要があります．問題が生じていた場合には，原因と思われる部品を交換して，特性が以前と同じになるか確認します．これらを行っても以前と同じにならない場合には，補聴器メーカーに修理を依頼することになります．

❷ 耳栓の確認

　高齢者では病気により体重減少することがよくあります．体重減少が起きると外耳道が痩せて広くなり，耳栓が合わなくなることがよくあります．また耳栓の劣化によっても，外耳道と合わなくなります．そのため，耳栓の状態を必ず確認しましょう．

　以前は，耳栓が合わなくなるとハウリング（の訴え）が生じて気づくことが多かったのですが，ハウリングキャンセラーの性能の向上により，多少隙間があってもハウリングは生じにくくなりました．そのため当科では，耳栓が合わないことで音が抜けていないかを確認するために以下の2つの方法を行っています．
　①ハウリングキャンセラーをオフにした状態で補聴器を装着させ，ハウリングの有無を確認
　②装用閾値を測定して音が抜けていないかを確認
　①は簡便に行えますが，余裕があれば装用効果も確認できる②を行うとよいでしょう．

❸ チューブ交換

　チューブは長期間交換しないでおくと硬化してしまい，チューブから本体が脱落（紛失）する危険性が高くなります．常用しているケースほど，チューブの劣化は進みます．最低でも年に1回は交換した方がよく，当科では3カ月毎の定期フォローの度に行うようにしています．

　上述の❶～❸は基本的に患者の目の前で行うようにしています．これらをみせることで患者にも対処法を覚えてもらうことと，自分もメンテナンスを行わなければならないという意識づけを図っています．

❹ 効果測定と再調整

　長期にわたって患者さんをフォローアップすると，患者さんの聴力低下や社会環境の変化，また補聴器の出力低下など様々な変化が起きる可能性があります．変化があった場合，患者さんやご家族の訴えでそれがわかることもありますが，徐々に聴力が低下したときや，徐々に補聴器の出力が落ちてきたときなどはそれを自覚しない患者さんも少なくありません．よって，患者さんの訴えだけで判断するのではなく，オージオグラムや特性図，ファンクショナルゲインなどの効果測定，そしてご家族の訴えを総合して判断することが必要です．患者さんから

「何も問題はないよ」といわれた場合でも，オージオグラム，特性図，ファンクショナルゲインなどの効果測定を実施して，変化がないことを検査結果としても確認しましょう．もちろん変化があれば対応します．再調整の方法は，初期調整期間における再調整と基本的に同じ方法をとっています．

コラム 5-21　　　　　　　　　　　　　　　　　　　　　　　　　　　　理論的背景

定期的・長期的にフォローアップを行うと装用効果はさらに上がるのか？

初期調整の3カ月で補聴器が適合すると，患者さんのなかには「もう通院しなくてもいいですよね．」と通院終了を希望する方もいます．当科では前述（149～150頁）の理由で通院継続を勧めていますが，「でも通院しても，もうこれ以上はよくならないのですよね？」という質問には明確に回答できませんでした．そこで，当科にて定期的かつ長期的にフォローアップをしている患者さんの装用効果がどのように変化をしているか検討しました．

対象は，2006年1月から2013年12月の間に当院を受診した補聴器装用経験のない難聴患者のうち，1年以上経過観察ができてその間ほぼ聴力変化のない中等度感音難聴の121例（男性49例，女性72例，平均年齢72±11歳）としました．対象の初診時の良聴耳平均聴力レベル(6分法)は50±6dBHL(40～65dBHL)，平均観察期間は3年2カ月(1年1カ月～7年2カ月)でした．

全症例において，初期調整の3カ月後には補聴器は適合していました．その後は3カ月に1回を目安にフォローアップを継続しました．初期調整終了時と最終受診時の音場での補聴器装用閾値を比較すると，5周波平均で34±5dBHL → 30±6dBHL と有意に低下していました(図1)．また装用時の最良の語音明瞭度は，初期調整後で平均90±10%であっ

図1　音場での装用閾値の比較

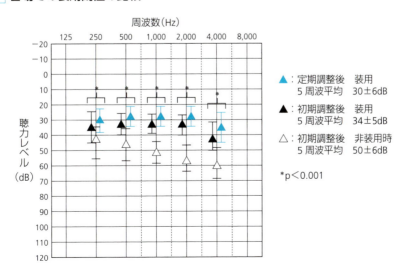

たのに対し，定期調整後で平均 92 ± 8% であり，有意に最終受診時の方が高い結果となりました（図2）．また，最良の語音明瞭度を得られた聴力レベルは初期調整後で平均 57 ± 6dBHL，定期調整後で平均 56 ± 5dBHL であり，有意な差はありませんでした．

この結果の解釈は難しいところですが，定期的かつ長期的にフォローアップを継続すると，聞き取りの維持だけでなく，改善する可能性は十分にあるといえると思います．今ではこの結果を基に，患者さんにフォローアップの重要性・意義を説明しています．

図2 語音明瞭度曲線の比較

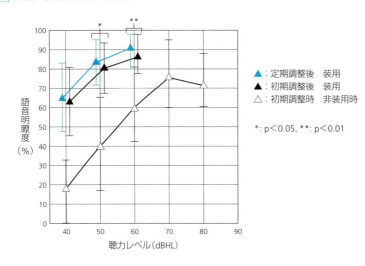

参考文献：斎藤 真, 新田 清一, 鈴木 大介, 他．「補聴器診療における定期的・長期的な聴覚管理の意義について．Audiology Japan 2015; 58(6): 660-5.

第6章

当科補聴器外来の実際
外来運営にあたって留意したこと

　ここまでの章で，当科で行っている補聴器診療の考え方や方法を紹介してきました．若手の先生方にこの内容を講義しますと，「では実際に補聴器外来を始めるとして，どのような設備や人員が必要ですか？またどのような運用で行ったらよいですか？」という質問をしばしば受けます．おそらく先生方が勤務されている医療機関によって持っている医療資源が異なりますので，答えは一つではないと思います．本章では，その疑問に少しでもお答えするために，耳鼻咽喉科医師（新田）と言語聴覚士（鈴木）が補聴器外来運営にあたって特に留意してきたことを含め，実際の当科補聴器外来の運用方法・人員・設備などを具体的に紹介します．また，当科と同様の方法で補聴器診療を行っている他施設の先生方や補聴器業者の方のご意見を頂いたので，それも併せてご紹介いたします．これから補聴器外来を始めようと考えている先生方の参考になれば幸いです．

1 耳鼻咽喉科医師（新田）が補聴器外来運営にあたって特に留意したこと

　当科補聴器外来運営にあたって，耳鼻咽喉科医師（新田）が特に留意してきたことをまとめてみました．

> **補聴器外来運営で留意したこと（耳鼻咽喉科医師）**
> ① 言語聴覚士は聴覚リハビリテーションに専従すること
> ② 補聴器診療の考え方を耳鼻咽喉科医師間で一致させること
> ③ 協力してもらう補聴器業者の数は複数とすること
> ④ 耳鼻咽喉科医師と補聴器調整者（言語聴覚士や補聴器業者）の意思の疎通を良好にすること
> ⑤ 補聴器診療が十分に行える設備を有すること

1 言語聴覚士は聴覚リハビリテーションに専従すること

　耳鼻咽喉科専属の言語聴覚士（鈴木）が赴任したときにまず留意したことは，業務は言語聴覚士にしかできない内容になるべく専従してもらうことでした．つまりそれは聴覚リハビリテーションであり，具体的には補聴器・人工内耳の調整や装用指導，乳幼児の補聴療育などで

す．検査については，聴覚リハビリテーションに密接に関わる検査，具体的には補聴器適合検査と幼児聴力検査，他覚的聴力検査（ASSR）に限定しました．一般的な純音聴力検査，ティンパノメトリーなどの聴覚検査やABRについては，当院では臨床検査技師が担当しています．この体制にしたことで，言語聴覚士は月〜金の午前・午後10コマをすべて上記の業務に当てることになりました（図6-1）．最初は一桁だった1日の患者数は徐々に増加し，最近では1日40人近く補聴器の患者さんが受診する外来となっています（図6-2, 3）．それに伴い，耳鼻科専属の言語聴覚士の常勤数も開始2年後には2名，開始6年後には3名となり，それに応じて補聴器業者のコマ数や業務のコマ割りを変更してきました（図6-4, 5）．

図6-1 言語聴覚士の週間スケジュール（言語聴覚士1名体制）

	月	火	水	木	金
販売店	A社	−	B社	C社	−
ST	①	①	①	①	①
午前	補聴器（初診・再診）適合検査	補聴器（初診・再診）適合検査	補聴器（初診・再診）適合検査	補聴器（初診・再診）適合検査	補聴器（初診・再診）適合検査
販売店	A社	−	B社	C社	−
ST	①	①	①	①	①
午後	ASSR 比較試聴	ASSR 比較試聴	ASSR 比較試聴	ASSR 比較試聴	ASSR 比較試聴

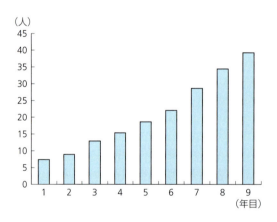

図6-2 平均患者数（1日）の推移

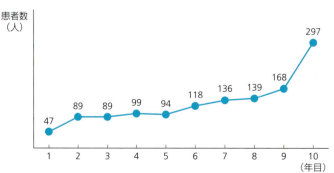

図6-3 補聴器外来の初診患者数（年間）の推移

図6-4 言語聴覚士の週間スケジュール（言語聴覚士2名体制）

	月		火		水		木		金	
販売店	A社		A社		B社		C社		－	
ST	①	②	①	②	①	②	①	②	①	②
午前	補聴器 (初診・再診) 人工内耳 適合検査	補聴器 (再診) 適合検査	補聴器 (初診・再診) 適合検査	補聴器 (再診) 適合検査	補聴器 (初診・再診) 耳鳴 適合検査	補聴器 (再診) 適合検査	補聴器 (初診・再診) 耳鳴 適合検査	補聴器 (再診) 適合検査	補聴器 (初診・再診) 適合検査	補聴器 (再診) 適合検査
販売店	A社		－		B社		C社		B社	
ST	①	②	①	②	①	②	①	②	①	②
午前	比較試聴 補聴器 (再診) 適合検査	ASSR 比較試聴	比較試聴 補聴器 (再診) 適合検査	ASSR 比較試聴	補聴器 (再診) 耳鳴 適合検査 小児難聴	補聴器 (再診) 小児難聴	補聴器 (再診) 耳鳴 適合検査 小児難聴	補聴器 (再診) 小児難聴 人工内耳	補聴器 (再診) 適合検査	補聴器 (再診) 適合検査 小児難聴 人工内耳

図6-5 言語聴覚士の週間スケジュール（言語聴覚士3名体制）

	月			火			水			木			金		
販売店	A社			B社			B社			C社			C社		
ST	①	②	③	①	②	③	①	②	③	①	②	③	①	②	③
午前	補聴器 (初診・再診) 耳鳴 適合検査 人工内耳	補聴器 (再診) 適合検査 人工内耳	補聴器 (再診) 適合検査	補聴器 (初診・再診) 耳鳴 適合検査 人工内耳	補聴器 (再診) 適合検査 人工内耳	補聴器 (再診) 適合検査	補聴器 (初診・再診) 耳鳴 適合検査 人工内耳	補聴器 (再診) 適合検査 人工内耳	補聴器 (再診) 適合検査	補聴器 (初診・再診) 適合検査 人工内耳	補聴器 (再診) 適合検査 人工内耳	補聴器 (再診) 適合検査	補聴器 (初診・再診) 適合検査 人工内耳	補聴器 (再診) 適合検査 人工内耳	補聴器 (再診) 適合検査
販売店	A社			－			B社			C社			B社		
ST	①	②	③	①	②	③	①	②	③	①	②	③	①	②	③
午前	補聴器 (再診) 耳鳴 適合検査 人工内耳	比較試聴 小児難聴 人工内耳	ASSR	補聴器 (再診) 耳鳴 適合検査 人工内耳	比較試聴 小児難聴 人工内耳	ASSR	補聴器 (再診) 耳鳴 適合検査	補聴器 (再診) 小児難聴	補聴器 (再診)	補聴器 (再診) 耳鳴 適合検査	補聴器 (再診) 小児難聴	補聴器 (再診)	補聴器 (再診) 耳鳴 適合検査	補聴器 (再診) 小児難聴	補聴器 (再診)

2 補聴器診療の考え方を耳鼻咽喉科医師間で一致させること

　補聴器診療の入り口である耳鼻咽喉科医師の診療レベルが低ければ補聴器診療の成功はあり得ない，ということはこれまでの章で説明してきました．診療レベルを保つ最低限のこととして，医師による聴覚リハビリテーションの説明内容がばらつかないように，医師間で一致させるようにしています．当科は常勤耳鼻咽喉科医師5名の体制で外来診療を行っています．当院は臨床研修病院のため，専門医取得前の医師がローテーションで赴任しますが，赴任した最初に聴覚リハビリテーションの説明について徹底的に教育してから，外来診療に当たってもらうよう心がけています．

3 協力してもらう補聴器業者（補聴器販売店）の数は複数とすること

　補聴器の販売・メンテナンスや貸出器の供給などを担当する補聴器業者は補聴器外来には欠かせません．1店舗の協力でも補聴器外来は成り立つかもしれませんが，前述の比較試聴シス

テム（47頁参照）を施行するためには複数のメーカーに対応する必要があります．そのため当科では，補聴器外来開始当初から3店舗各1名の計3名の補聴器業者に協力をしてもらっています．複数の業者がいることでそこに競争意識が生まれ，質の向上を望めるという利点もあります．開始当初は10コマ中6コマに参加してもらいました（図6-1）．

患者数の増加に伴い，扱う補聴器の台数が増えてきたこともあり，補聴器業者にも担当コマ数を増やしてもらいました（図6-4）．現在ではどの曜日も外来に補聴器業者がいる環境で診療を行うことができています（図6-5）．これにより，故障など器械の問題に迅速に対応できることはもちろんのこと，言語聴覚士と補聴器業者の2者で調整方法を検討できるため，思いがけない発見や対処法が生まれるなどアイデアが豊富となるメリットもあるようです．

4 耳鼻咽喉科医師と補聴器調整者（言語聴覚士や補聴器業者）の意思の疎通を良好にすること

補聴器診療は，耳鼻咽喉科医師，言語聴覚士，補聴器業者が連携して行うチーム医療です．チーム内での意思の疎通がうまく行かなければ，診療の質は当然低下してしまいます．意思の疎通を良好に保つために，以下の3つのことに留意しました．

- **医師から言語聴覚士に補聴器患者を依頼するときは，なるべく直接話しをすること**
- **直接話すことがスムースにできるようにお互いの外来の物理的距離を短くすること**
- **定期的なカンファレンスを行うこと**

医師の外来診察にて患者が補聴器の適応となった場合，当科では同日に言語聴覚士の診察を受けるシステムにしました．その最初の依頼の時には，必ず医師が言語聴覚士のところに出向いて，患者さんの状態やポイントを直接説明するようにしました．また言語聴覚士の診察結果をなるべく当日中（難しければその週の間）に医師が確認することとしました．このように初診時の情報交換は特に重要と考え，必ず行っています．再診時においては，フィッティングに難渋する場合（例えば，患者さんが医療者の説明になかなか納得しない場合など）に，医師が言語聴覚士の診察室に出向いて直接相談を行うようにしています．

医師が忙しい合間に言語聴覚士に相談に行くわけですから，物理的距離が遠いと行くのが億劫になり，そのうちその習慣が無くなる可能性が高くなります．そのため，5～10mも歩けばすぐに相談できる位置に補聴器外来の診察室を配置しました（図6-6）．元々は処置ベッドとレントゲンフィルム置き場となっていた4×3.5mの部屋を整理して，診察室としました．現在は患者数と言語聴覚士の数が増え，診察や検査が回らなくなったため，耳鼻咽喉科外来を拡張して聴覚センターという形で診察室と検査室を増設しました（図6-7, 8）．診察室は1室→4室，防音室は1室→3室に増え，より多くの患者の診察と検査を施行できるようになりました．

また症例カンファレンスを定期的に行うこととしました．医師と言語聴覚士のカンファレン

図 6-6 耳鼻咽喉科外来の見取り図

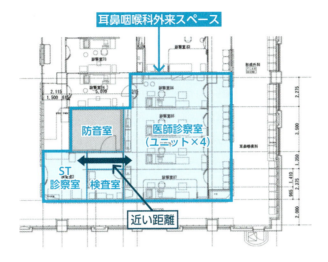

図 6-7 耳鼻咽喉科外来と聴覚センター

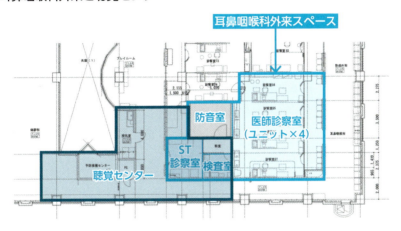

図 6-8 聴覚センター　詳細

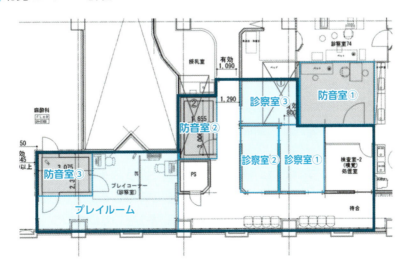

スを週 1 回，医師・言語聴覚士と補聴器業者を含めたカンファレンスを年に 1 回行っています．年に 1 回行うカンファレンスでは，その 1 年の業績を各業者にプレゼンしてもらい，翌年以降の外来運営を検討する場にしています．

5 補聴器診療が十分に行える設備を有すること

補聴器診療を行うにあたって補聴器適合検査が必須であることは，今までも繰り返し述べてきました．よって補聴器適合検査が行える設備が必要不可欠ということになります．補聴器適合検査を行うために必要な設備は，以下のものになります．

- **検査室：2m×3m 程度の広さ，暗騒音レベルは50dB（A）以下で検査音が室内で反響しにくい環境**
- **検査器機：オージオメーター，出力用スピーカー，騒音計，検査音源用CD & CDプレイヤー，補聴器特性測定装置**

当科には幸い防音室（3m × 4m）が耳鼻咽喉科外来内に設置されていました．そこで，一般的なオージオメーター（RION AA-76），検査音源用 CD，CD プレイヤー，出力用のスピーカー（BOSE 社製），騒音計，補聴器特性測定装置を購入して，補聴器適合検査が行える設備としました．

補聴器の調整を言語聴覚士が行うために必要な器機として以下のものがあり，それも順次購入していきました．

- **補聴器調整用コンピューター**
- **インターフェイス（補聴器とコンピューターを接続するもの）**
- **調整ソフトと接続ケーブル**

インターフェイスはコンピューターと補聴器本体を接続するための中継器で，コンピューターと有線で接続する HI-PRO，無線接続の Noah Link の 2 種類があります．両者とも補聴器とはケーブルなどを用いて接続しますが，コンピューターとの接続は，HI-PRO では USB ケーブル，Noah link では Bluetooth（無線）を用います．HI-PRO は有線接続ですが通信速度が速く，Noah link は HI-PRO に比べて通信速度が遅く別途電池を要しますが，無線接続であることが利点です．

調整ソフトと接続ケーブルについては，補聴器業者の取り扱うメーカーのものは補聴器業者より供給してもらいました．それ以外のメーカーの補聴器を持参して受診するケースも当科では少なくありませんので，その場合はそのメーカーに直接電話をして調整ソフトと接続ケーブルの供給を依頼することで，対応出来るメーカー数を増やしていきました．今では国内で流通

するほぼ全てのメーカーに対応出来る体制となっています．

　以上の設備があれば，補聴器診療を十分に行えると思われます．我々もそうでしたが，これらを全て1度に用意するのは難しいと思いますので，必要に応じて少しずつ増やしていけば良いと考えています．

　さらに補聴器診療の質を高めるために有用な設備としては以下のような器機があります．中には高額な器機もありますので，当科では何年もかけて少しずつ設備を揃えました．

- **他覚的聴力検査装置：ASSR**
- **プローブチューブマイクロホンによる測定が可能な補聴器特性測定装置**
- **音源方向覚検査一式：スピーカー9台，アンプ，専用ソフトなど**

　ASSRは純音聴力検査の精度が疑われる症例（認知症や検査難聴の患者など）に対する補聴器適合に非常に有用です．また補聴器の適応を考える上で，心因性難聴や詐聴の検出にも役に立っています．

　プローブチューブマイクロホンによる測定が可能な補聴器特性測定装置は，実耳挿入利得の測定に必要な検査器機です．実耳挿入利得の測定が有用な患者（175頁参照）の補聴器調整に利用しています．

　音源方向覚検査は，一側性難聴の補聴器装用効果の評価や両耳装用の左右のバランス確認において有用な検査です．

　これらの検査器機は補聴器診療を行う上で必須ではありません．補聴器診療を続けていって，さらにレベルアップを目指す段階の時に購入を検討すればよいでしょう．

2 言語聴覚士（鈴木）が補聴器外来運営に関して特に留意したこと

　本邦の補聴器外来においては，耳鼻咽喉科医と補聴器業者の2者で行う医療機関が大半を占め，実際にそれで成り立っているところも多いと思われます．そこに言語聴覚士が介入して，どのように貢献できるのかを常に考えてきました．特に言語聴覚士（鈴木）が留意してきたことを紹介いたします．

> **補聴器外来運営で留意したこと（言語聴覚士）**
> ① 補聴器業者と近い距離で臨床を行うこと
> ② 正確に補聴器周波数特性を測定できること
> ③ 正確にファンクショナルゲインの測定ができること
> ④ 独力で補聴器調整ができること
> ⑤ 全メーカーの補聴器を調整できること

1 補聴器業者と近い距離で臨床を行うこと

　補聴器診療を行っていく上で，補聴器業者は言語聴覚士にとって耳鼻咽喉科医と同様に大切なパートナーです．貸出器の準備や電池の提供，調整の補助から新製品の情報提供まで補聴器業者の仕事は多岐にわたっています．赴任した頃から現在まで，補聴器外来を行う際には必ず隣に座ってもらっています．赴任したての時期には補聴器調整の生きた知識や技術の実践経験は豊富ではありませんでした．そのため臨床をしていく中で，調整の方法やコツなどを学びました．言語聴覚士養成校ではこうした機会は多くはありませんので，積極的に何でも議論するようにしました．距離が近いことは現在でも継続しており，最近では日々変化する外来のコンセプトや新しい知見などの意見交換をして，外来診療に役立てています．

2 正確に補聴器周波数特性を測定できること

　第5章（69頁参照）にもありましたが，補聴器周波数特性は調整や点検を行う上で欠かすことができないものです．この測定は点検時には最低1回，調整時にはその前後で計2回は必ず測定します．これは全例に対して必ず行うものなので，これが早く正確にできると調整者の負担を減らすことができます．

　補聴器周波数特性の測定精度が高くなるほど微細な調整が可能になり，周波数特性の僅かな変化にも気づくことができるようになります．また毎回，特性図とオージオグラム，患者の状態を照らし合わせることで，どのような特性がより効果的かということにも気づけるようになります．

補聴器周波数特性測定の練習は，補聴器特性装置さえあれば独力で行えます．方法は，①補聴器特性測定装置に補聴器を取り付けて特性を測定する，②補聴器を特性装置から一度取り外して，再度測定をし直す，③測定結果の誤差を確認する，という動作を繰り返すだけです．最終的にはどのような型式の補聴器であっても，測定誤差を1dBSPLも出さない技術を習得するようにします．測定誤差を極力減らすためには，補聴器のマイクロフォンの位置を常に一定の位置にして測定すること，接続ケーブルが測定の邪魔にならないように配置することが必要です．当科では言語聴覚士を新規採用した際には，まずは正確な特性測定を行う技術を習得することから研修を始めます．

3 正確にファンクショナルゲインの測定ができること

　補聴器適合を行う上で，当科では補聴器適合検査のうち「補聴器特性図とオージオグラムを用いた利得・装用閾値の算出」に次いで，「ファンクショナルゲインの測定」を多用します．特性図とオージオグラムより算出した予測値と実測値は異なるものなので，装用状態での実測値（装用閾値）を測ることは必要不可欠です．正確な測定ができるようになるためには，繰り返し練習することが必要です．赴任したての時期には頻回に実施することで，自分の行った補聴器適合の正当性を確認すると共に検査精度の研鑽に努めました．最近では遮蔽やマスキングに留意して，一側性難聴例や左右差のある両側難聴例の補聴器適合にも応用しています．

4 独力で補聴器調整ができること

　病院に常駐している言語聴覚士が独力で補聴器調整を行えると，医師からも患者からも非常に重宝されます．補聴器業者が不在時に問題が起きたときも，常勤の言語聴覚士が対応できます．また業者の方に適切な調整の指示を行うためには，言語聴覚士自身が補聴器調整をできなければ説得力がありません．そのため言語聴覚士が独力で補聴器調整が行えるようになることは，補聴器外来のレベルアップのためにクリアしたい課題といえます．
　そこで，どうしたら調整技術を磨くことができるか考えました．補聴器のメーカー・器種は数多くありますが，まずは補聴器業者の方が主に用いているメーカーの補聴器から調整の練習を始めることにしました．難聴レベル別に3パターン（軽度，中等度，高度）と聴力型別に6パターン（水平型，高音漸傾型，高音急墜型，低音障害型，山型，谷型），計18パターンのオージオグラムを自分で作成して，そのオージオグラムに合わせるように調整の練習を行い，習熟度を上げていきました．これを行っていくうちに，メーカー・器種によって聴力レベルや聴力型に対する得手・不得手があることがわかり，現在でも新規の器種を導入するときにはこれを必ず行っています．
　また，忙しいときには補聴器業者の方に頼りがちになっていまいますので，初心を忘れないために今でも，週に1回半日だけは補聴器業者のいない外来日を作って自己研鑽に励んでいます．

5 全メーカーの補聴器を調整できること

　当科補聴器外来患者のうち，他機関で購入した補聴器を持参して調整を希望する患者は年間50例を超えます．週に1例は受診するという計算になります．このような患者が受診した場合には，指示書を患者に渡して販売元に戻すという対処法がありますが，私の経験ではこの方法で問題が解決した例は皆無であり，結果的に何も変わらなかったと再受診されます．補聴器業者の多くは契約を結んでいるメーカー以外の補聴器を調整することができませんので，こういった患者がどんな補聴器を持参しても補聴器調整が行うことができれば，それだけでも言語聴覚士が外来にいる価値があると考えました．そこでメーカーに事情を説明し，国内で流通している全メーカーの調整ソフトとケーブルを揃えました．その上でシュミレーションモードを用いて調整ソフトを動かしながら，調整ソフトの操作を一通り覚えました．どんなメーカーの補聴器でも調整を行えるということは，プロフェッショナルとしての言語聴覚士の価値を高める一つの技術だと考えています．

> **コラム**
>
> ## 当科補聴器診療の方法を導入して～現場の声（アンケート結果）

　当科と同様の方法で補聴器診療を行っている他施設の耳鼻咽喉科医師，言語聴覚士の先生方や補聴器業者の方に以下の5点についてアンケートを行いました．できるだけ現場の生の声をお伝えしたいので，原文のまま掲載させていただきます．是非，参考にしてみて下さい．

> **アンケート質問項目**
>
> 1. 当科の方法を導入して良かった点について
> 2. 当科の方法を導入するにあたって苦労した点・問題点について
> 3. 当科の方法を導入したことでむしろ悪くなった点，当科の方法そのものの問題点について
> 4. 貴科補聴器外来で独自に行っている工夫について
> 5. これから補聴器外来を始める方へのアドバイス

■ 回答していただいた施設の概要

	開始からの年数	言語聴覚士 人数	言語聴覚士 所属	補聴器業者 人数	補聴器業者 コマ数	補聴器業者 扱うメーカー数	初期調整 期間	初期調整 受診頻度
A病院	2年	2名	耳鼻咽喉科	4名	4コマ	4メーカー	15週	4週に1回
B病院	3年	0名	−	2名	2コマ	2メーカー	12週	2週に1回
C病院	6年	3名	リハビリテーション科	1名	1コマ	3メーカー	12週	4週に1回
D病院	3年	2名	耳鼻咽喉科	1名	1コマ	3メーカー	12週	週に1回
E病院	2年	1名	耳鼻咽喉科	4名	5コマ	8メーカー	8〜12週	2〜4週に1回

1 当科の方法を導入して良かった点

【医師】
・目標値に利得を上げるための手法としてたいへん役立っており，実績も上がっています．（A病院医師）
・購入率：65％→88％へ上昇しました．始めは済生会宇都宮方式に抵抗を持っていた患者さんも，良く聞こえる様になるので，とても満足してくれました．（B病院医師）

- 当院で補聴器を購入した患者さんは，購入された補聴器にとても満足しています．無料貸出による試聴期間が3カ月あるため，実際に使ってみて補聴器の購入を見合わせる方もいらっしゃいますが，無駄に購入することがなくなるために，「補聴器を買ってもその後は使わない」という方はほとんどいません．患者満足度が高いのは，補聴器に十分慣れて，調整がほとんど終了してから購入していただくからではないかと考えています．当院で購入された患者さんが，知り合いに当院の補聴器外来を勧めることも多いです．難聴でお困りの患者さんに，自信をもって当院の補聴器外来をお勧めできる点がとても嬉しいです．

  当院で販売する補聴器のほとんどは10万円台前半で，以前よりもお勧めする補聴器の価格帯が低下していると思います．補聴器希望の患者さんも増えて，補聴器の購入率も以前より向上しています．当院の言語聴覚士はリハビリテーション科に所属していて，以前は定期的にお会いする機会がなかったのですが，現在の補聴器外来の形態になってからは毎週顔を合わせるようになりました．補聴器外来の合間に嚥下障害の患者さんの相談をしたり，学会発表の打ち合わせをしたりしています．補聴器外来がきっかけとなり，お互いにコミュニケーションが取りやすくなりました．（C病院医師）
- 確実に患者さんが補聴器を装用して貰える．購入率は95％でした．耳鳴りの治療にも効果がありました．（D病院医師）
- 補聴器調整のバックボーンができたこと．（E病院医師）

【言語聴覚士】

- 補聴器の3カ月間の貸出しや常用・調整の説明をすることにより，補聴器をより活用できる患者さんが増え満足度が上がった．その結果，購入率も上がっている．（A病院言語聴覚士）
- 全く同じ方法を当院で行うということは困難ですが，試聴から購入まで約6～7回程度定期的に通院して頂き（検査も含め），効果判定を行った上で購入に至るケースがほとんどです．初めは数人であった患者数も，現在では総数120人を越え（試聴中～フォローアップ患者を含め），脱落者も少なく，試聴から購入にいたるまでの人数は増加しています．フォローアップ中の方の脱落も少なく，当院で5年前に始めた初期の患者様も未だに通院して頂いています．（C病院言語聴覚士）
- 貴院の方法を踏襲している補聴器リハ外来では9割以上の購入率かつ両側装用率を維持しています．患者さんにおける補聴器は当然マイナスイメージです．貴科の方法はもちろん，効率的・効果的に補聴器装用・活用できることが本来の目的ではありますが，単なる'補聴器装用'ではなく'脳のリハビリテーション'に主体をおいている点が患者さんの積極性を引き出す上で非常に有効であると実感しています．また，リハビリテーション概念に則って実施している点も，いい意味で補聴器に期待してくれて患者本人の努力を生む結果に繋がりやすいです．単に'補聴器を試用してみる，良かったら購入する'という軽い気持ちで始めるのでは補聴器臨床は成功しないと考えます．（D病院言語聴覚士）
- 適合検査に基づいた客観的なデータを交えて説明するため，納得が得られやすい．「ハーフゲイン・なで肩」が患者にとっての指標になり，理解しやすいと思う．病院で補聴器フィッティングを行うことで患者の安心感が高い印象を受ける．（STとしても，耳鼻科医の先生と一緒に行っているとい

う安心感がある.）「脳リハ」という基本コンセプトは，患者に受け入れやすい印象を受ける．（E病院言語聴覚士）

【補聴器業者】
・特に補聴器未経験の初心者の方は，補聴器の期待度が高く，雑音がなく言葉だけを聞き取れると勘違いしている方も多くいました．そういう患者様に対し，補聴器が慣れるまでに時間がかかる事や，言葉以外の外部の環境音も聞いて生活になじませるといった事を先生がきちんと説明して理解して頂けているので，補聴器本来の「音を聞かせる」働きを引き出せる事ができるようになりました．どの患者様も貸出始めは，うるさい事を訴えますが，それでも頑張って毎日長時間使用して頂きますと，使用開始後1カ月を過ぎる頃には，うるさいとの訴えも減ります．聞き慣れてくると，長時間使用も苦にならず，最後には補聴器がないと生活できないと言われるケースも多々ありますので，補聴器をきちんと納得されて購入されております．補聴器を貸出途中で断念する人も非常に少ないです．購入後の補聴器のクレームがないことも，私にとって良い事のひとつです．（補聴器業者①）
・補聴器は脳のリハビリテーションのための道具であり，脳を変えていく，変えられるという考え方や，沢山の新しい知識を得られ，店舗でも取り入れさせていただいております．お客様の安心感，信頼度は明らかに向上したと思います．（補聴器業者②）
・比較的長期の試聴貸出により，試聴貸出初期に補聴器の操作（装用）自体が上手く行えずに，すなわち補聴器の効果の確認以前の段階で装用断念となるケースが減ることもメリットと考えます．
何よりも，初診の際に耳鼻咽喉科の先生方から難聴・耳鳴や長期試聴について説明を受けられることが，販売店のみの対応では成し得ない補聴器外来の最大のメリットだと思っています．（補聴器業者③）
・来店回数が多くて困る人はこちらが思っている以上に少ないと気づいた点．三位一体（患者（お客様）医療従事者　補聴器技能者）で取り組むのでお客様との信頼関係が深まる．（補聴器業者④）

2 当科の方法を導入するにあたって苦労した点・問題点

【医師】
・認定補聴器技能者さんへの方針の徹底，人手と時間が必要ですのでまだまだ過渡期です．（A病院医師）
・済生会宇都宮方式を導入する以前に調整を受けていた患者に，調整や機種の不具合が多く見つかり，それらを改善したい（補聴器の力を引き出したい）旨を患者に説明して実践することに対して，患者さんの多くが抵抗を示したので大変でした．（B病院医師）
・最初の関門は，音場閾値検査を行う機器の購入でした．補聴器適合検査の施設基準を満たすために，新しいオージオメーターとスピーカー，補聴器特性試験装置を病院にお願いして購入していただきました．今の補聴器外来を導入する前は，いわゆる業者まかせの補聴器外来を行っていました．その時は患者数が現在よりも少なく，初期投資に見合うだけの検査が当院で行えるか心配でした．し

かし補聴器外来の評判がよくなるにつれて徐々に患者さんが集まってきたのと，患者さんが持っている補聴器を当院で再調整できるようにしたため，予定よりも早く採算がとれました．補聴器適合検査は1300点と診療報酬点数が比較的高く設定されていて，病院側への説明には好都合でした．当院の言語聴覚士は，当初は補聴器フィッティングの経験がありませんでした．しかし当院の言語聴覚士はとても熱心だったことと，信頼できる認定補聴器技能者の方と出会えたことはとても幸運でした．最初は認定補聴器技能者の方が言語聴覚士にノウハウを教えて頂く形からスタートしましたが，現在のように言語聴覚士と技能者が協力して行う補聴器外来を行う形になるのに，それほど時間はかからなかったような気がします．最初は1名の言語聴覚士に補聴器フィッティングをお願いしていましたが，現在は3名とも補聴器外来を分担して担当していただいています．（C病院医師）
- 一人一人に掛ける時間が長いので，多くの患者さんの希望がありましたが，半年くらい待って貰う人もいました．（D病院医師）
- STの確保，補聴器業者の教育，補聴器適合検査枠の確保，スペースの確保．（E病院医師）

【言語聴覚士】
- 聴能トレーニングを理解していただくためのわかりやすい資料作成．（A病院言語聴覚士）
- 当院では週1回，半日のみの補聴器外来開設であるため，実施できる内容や介入回数に限りがあること．（C病院言語聴覚士）
- 当院では研究の一環として興味・関心を寄せ，理解・協力が得られる補聴器業者さんが身近にいたので導入に当たって苦労することはなかったのですが，貴院の補聴器臨床の理念・方法を理解し協力してくれる，また能力のある補聴器業者を探し出し，選定するのが一番の難関だと思います．最終的に実績ができれば十分利益も得られるようになってきますが，3カ月間の貸出し用の補聴器の準備や，リハ中の電池代無償サービスなど，これらにかかる経費は補聴器業者にもって貰わなければいけないという現状があります．（D病院言語聴覚士）
- 必要な聴力検査（適合検査等）が必要な時に実施できないことがある．慣れるのに時間がかかる患者もおり，ハーフゲイン100%に達する前に，「うるささ」「響き」を訴える人が多い（結果としてハーフゲイン手前でゴールとなる）．週のうち，補聴器外来にある程度の時間をさかないと，回すのがきつくなる．患者本人にやる気がないと，継続が厳しい．（E病院言語聴覚士）

【補聴器業者】
- まずは，試聴させるための試聴補聴器を用意する事が，苦労しました．多い時で，30台も同時期に貸出しすることもあります．更に3カ月は貸出します．試聴器を故障させてしまう方もいますので，試聴器の管理とメンテナンスが大変苦労します．患者様の中には，途中で来院しなくなった方もいましたので，自宅にお伺いして補聴器を返却頂いたりすることもありました．それから，試聴期間は原則，私達業者が電池を無料提供しますので，電池の用意も苦労しました．（補聴器業者①）
- 経費がかなりかかります．試聴器購入代金，電池代（貸出期間が延びてきているので比例して増加します），試しに作って使われなかったイヤモールド代，試聴器の紛失や修理代（患者様の過失の

場合は一部頂いています），消耗品代（耳栓，チューブ，フック他），人的負担もあります．（補聴器業者②）
・貸出期間が3カ月以上になるため，貸出機種の確保，貸出中の顧客管理が苦労しました．（補聴器業者⑤）

3 当科の方法を導入したことでむしろ悪くなった点，当科の方法そのものの問題点

【医師】
・特になし．（A病院医師）
・必ず毎週調整に来るというのは，補聴器外来の負担や患者の負担にもなるので，'この人は大丈夫そう…'という人はフォローの間隔を延ばしても，最終的な適合状態まで到達する気がしました．直感的であまり科学的ではないですが…．（B病院医師）
・現在，ベテランの補聴器認定販売員の方と言語聴覚士の2名で補聴器外来を行っています．当院の言語聴覚士が他の販売員とチームを組んで適切な補聴器フィッティングが行えるかどうかは不明です．言語聴覚士の技量については，もしかしたらまだ課題があるのかも知れません．（C病院医師）
・この方法しかしていませんので悪い点はありません．（D病院医師）
・忙しくなった，患者の待ち時間が増えた．（E病院医師）

【言語聴覚士】
・就労中の患者さんは病院での週に一度の調整が難しいため，当院では店舗での調整を併用している．（A病院言語聴覚士）
・貴院の方法を参考にさせて頂いて，5年前に外来を始めたころより悪くなった点はありません．（C病院言語聴覚士）

【補聴器業者】
・悪くなった点は，ないと思いますが，患者様の中には，仕事など様々な事情で，平日9:00～5.:00の間に来るのが難しい方もおりまして，毎週1回3カ月来るのが困難な方もおりました．そういう方の意見では，土，日とか夜などにできたら良いと言っておりました．他には，途中，体が不自由で病院に来院できなくなった方もおりました．（補聴器業者①）
・絶対数は少ないのですが一定の割合で，長期の試聴を希望されない方，もしくは短期の試聴後にオーダーメイド補聴器の製作を希望される方がいらっしゃり，困惑することがあります．
　耳かけ型であれば，3カ月間の調整をご納得いただいた上でご購入に至るケースもあります．また，オーダーメイド補聴器の製作をご希望される場合は，最低限，次回の外来の予約までは試聴を継続していただき，ご担当の先生とご相談していただくようにご説明しています．（補聴器業者③）

4 貴科補聴器外来で独自に行っている工夫

【医師】
- うるさい事を我慢して頂くため MPO はやや低めに設定して頂いています．当科再診の頻度を増やすことが難しいため，1-2 週に 1 回補聴器店に通うことを指示しています．認定補聴器技能者，言語聴覚士，医師の連携を強めています．（A 病院医師）
- 耳鼻科専属の言語聴覚士がいないため，ファンクショナルゲインと語音明瞭度の測定は検査技師に行ってもらい，特性図は業者に測定してもらっていました．他の外来業務等があり，補聴器外来に医師が常駐することができない分，特性図などを基にした調整状態の指導だけではなく，毎回必ず全ての患者さんに関して，業者と話し合いを持つ様にしました．（B 病院医師）
- 身体障害者の診断書は早めに作成するように心がけています．書類を持参していただいたその日に診断書を作成して患者さんにお渡しすることもあります．補聴器外来と同じ時間帯に耳鼻咽喉科の外来を近くで行っていますので，補聴器外来に前後して耳鼻咽喉科の診察を行うことも可能です．医師が耳型の採型や個々の耳の状態に合わせて指導を行うこともあります．若手医師は手の空いた時に補聴器外来の見学を行っていますが，とても勉強になるようです．（C 病院医師）
- 補聴器を用いた聴覚のリハビリの研究を行っています．（D 病院医師）
- 補聴器外来後，全症例を ST と振り返り，うまくいっていない症例を議論する．（E 病院医師）

【言語聴覚士】
- 初回の聴力検査から言語聴覚士が関わっているので，患者さんとのラポート形成がしやすく，この段階から患者さんの難聴による問題点や生活環境の把握に努めている．（A 病院言語聴覚士）
- 試聴中の通院までの間隔は，なるべく患者様の都合に合わせながら実施しています．調整に関しても，患者様の意向や満足度に合わせつつ行う様にしています．（C 病院言語聴覚士）
- 当科では毎回診察を行い，カウンセリングや叱咤激励しています．ST の介入も十分に効果的と思いますが，やはり医師の言葉は影響力が大きいです．また，'脳のリハビリテーション'という考え方とあまり差はありませんが，「補聴器はあくまで脳のリハビリのツールである」ということを徹底して指導しています．（D 病院言語聴覚士）
- 次回外来日まで期間が空いている患者は，店舗でのフォローを積極的に行う，等．（E 病院言語聴覚士）

【補聴器業者】
- 型式やイヤモールドなどは病院側からの提案や勧めがやはり大きいので，消耗品等も含めてできるだけ患者様に負担をかけさせないようにしています．
  病院（店舗も同じですが）の評判が良くなれば患者様も増え，必ず私どもに還ってくると考えての事です．（補聴器業者②）
- 不安が大きい方には 3，4 日後に予約をとるようにしています．（補聴器業者④）

5 これから補聴器外来を始める方へのアドバイス

【医師】
- 患者さんに直接関わらいないと問題点が見えませんので，限られた診療時間の中でいかに効率よく関わるかはポイントです．質問紙と適合検査の結果をベースに診察することはたいへん有効です．当院ではまだまだ過渡期ですが，言語聴覚士が柱になるようにシステムの構築を進めています．（A病院医師）
- 一見すると，とても難しくて地味な診療に思える補聴器の世界ですが，患者さんの「人生が変わりました！」という生の声を聞いてしまうとやめられなくなります．まずはこの本を片手に飛び込んでみて下さい．きっと難しくもない，やりがいのある診療が待っていると思います．（B病院医師）
- 耳鼻咽喉科領域もチーム医療が重要になってきています．補聴器外来は関連する職種が少なく，失敗や時間的，経済的負担も少なく，短期間で成功体験が得られるチーム医療ではないかと思います．難聴で困っている多くの患者さんのために，耳鼻咽喉科医の先生がリーダーシップを発揮して，チーム医療としての補聴器外来を発展していただきたいと思います．（C病院医師）
- 補聴器は辛い面も多いので，患者さんとの信頼関係をしっかりと築いた上で補聴器のfittingを行う事で，患者さんにとって良い結果を生んでくれると思います．（D病院医師）
- まずは特性図をチェックするところからスタートです．そして患者さんに常用を促し，聴覚リハビリテーションの概念を理解してもらうことが重要です．（E病院医師）

【言語聴覚士】
- 患者さんに補聴器に対する理解を深めながら試聴が実施できれば，患者さんは納得して補聴器を購入され，満足度は自然に上がるものと考えて実践している．そのためにも患者さんとの対話が大切と考えている．（A病院言語聴覚士）
- 補聴器の試聴が終了し補聴器を購入する際に「もうこれがないと生活できないと」言って下さる患者様の言葉には毎回うれしさを覚えます．（C病院言語聴覚士）
- 日々の診療において耳鼻咽喉科医であれば誰でも，専門であろうとなかろうと補聴器の適応診断をすることになります．しかし残念ながら，新しい補聴器臨床の考え方をもって補聴器を勧める医師は少ないのが現状です．一側難聴なら補聴器は効果ない，40-50dBぐらいの難聴ならまだ補聴器は要らない，ただうるさいだけである，いよいよ聞こえにくくなってからで良いなど，日常的にそのように説明されています．この点の意識改革に繋がる一冊にしていただきたいです．（D病院言語聴覚士）
- 聴覚はSTが扱う領域の中でも，簡単なものでは無いと思います．確立されている手法というのも無い中で，宇都宮病院の手法はとても参考になります．（E病院言語聴覚士）

【補聴器業者】
- 成功のカギは，補聴器に対する理解と熱意のある医師，実践する言語聴覚士，両者をサポート（？）

する補聴器販売業者，この3者が揃う事です．補聴器販売業者には医師，言語聴覚士の期待，要望にこたえられるスキルと経営判断が必要です．当然，人的経費的負担は大きくなりますが，経営の安定，知識の習得，信頼度の向上など自分達に還ってくるものも大きいと考えます．（補聴器業者②）

・補聴器外来は，医療機関のスタッフと患者さん，そして補聴器業者の連携が非常に大切だと思います．補聴器の調整一つとっても，外来を実施している施設によって様々な方針があり，それまでの自身の（補聴器調整の）方針と異なることで戸惑いが生じる場面もあるかと思います．その際に医療機関の方針をしっかりと理解した上で患者さんにお伝えし調整に携わっていくことで，3者の連携による補聴器外来のメリットを最大限に活かしていけると考えています．（補聴器業者③）

補章

補聴器適合検査

1 補聴器適合検査の指針（2010）の成り立ち

　補聴器適合検査は，調整した補聴器が患者にとって有効なものであるかを評価するためのものです．日本聴覚医学会の福祉医療委員会にて，その指針の作成が検討されてきました．その結果として実施方法と評価方法について取りまとめられたものが補聴器適合検査の指針（2010）です．補聴器の適合評価を行うための検査法のなかから，評価方法が定まっておりかつ医療現場で実施可能な検査法が選択されました．

　補聴器適合検査の条件としては，(1) 明確な判断基準となること，(2) 必要かつ十分な評価を行えること，(3) 検査法の基準が定められていること，(4) 臨床上妥当な時間で行えること，(5) 当面成人を対象とした検査法であること，の5項目を満たすこととなっています．また補聴器の適合状態の評価基準として，①入力音圧が60dBSPL時の利得が十分か，②入力音圧が90dBSPL時の出力が不快レベル（UCL）を超えないか，③装用時語音明瞭度が非装用時語音明瞭度に比べて同等またはそれ以上に保たれているか，④雑音下で語音明瞭度がどの程度に保たれているか，⑤補聴器を長時間使用する場合に，聴取される騒音は装用者の心理的許容レベル以内か，⑥補聴器の効果は装用者の満足が得られる状態か，の6項目について考慮がなされています．

　また補聴器適合検査の指針（2010）においては，上記の5つの条件と6つの評価基準に加えて，検査法の習熟が容易であること，高価な機器の購入が必要ないこと，検査の所要時間が30～40分であることなどを考慮して，8つの検査法について指針が示されています．

2 検査項目

　補聴器適合検査の指針（2010）では，下記の8つの検査法を適宜組み合わせて行い，補聴器の適合状態を判定することを推奨しています．

❶ 語音明瞭度曲線または語音明瞭度の測定
❷ 環境騒音の許容を指標とした適合評価
❸ 実耳挿入利得の測定（鼓膜面音圧の測定）
❹ 挿入形イヤホンを用いた音圧レベル（SPL）での聴覚閾値・不快レベルの測定
❺ 音場での補聴器装用閾値の測定（ファンクショナルゲインの測定）
❻ 補聴器特性図とオージオグラムを用いた利得・装用閾値の算出
❼ 雑音を負荷したときの語音明瞭度の測定
❽ 質問紙による適合評価

また上記のうち❶と❷を必須検査項目，❸〜❽を参考検査項目としています．必須検査項目を❶と❷とした理由としては，補聴器適合の目的が語音聴取の改善であり，補聴器装用拒否の大きな要因に騒音に耐えられないということがあげられるからとされています．補聴器適合検査の実施にあたっては，1つの検査で適合と判断されても，他の検査で適合不十分となる場合もあります．個々の検査結果とともに総合的な判定も不可欠であるとされています．

3 各検査法の意義と施行におけるポイント・注意点

1 必須検査項目

　補聴器適合検査の指針 (2010) では，語音明瞭度測定と騒音許容評価は必須検査項目となっています．つまりこの両検査を施行し，適合と判定されることが必須と言えます．語音明瞭度測定については，施行に時間や労力を必要とするため，当科では初期調整の最終確認で使用しています．また騒音許容評価は患者の主観的評価であり，慣れやカウンセリングによって変わってしまいますので，当科では初期調整終了時にこの検査で適合となればよいと考えています．

【検査の説明】❶ 語音明瞭度曲線または語音明瞭度の測定

　補聴器装用時の語音弁別能力を補聴器非装用時と比較して適合判定を行います．方法としては語音明瞭度曲線と語音明瞭度の測定の2種類があり，通常はいずれかの検査を行って補聴器適合の評価を行います．

① **測定方法**

　語音明瞭度曲線の測定では 67-S 語表を用います．検査音圧は 40〜80dBHL のうち，連続した3音圧レベル以上で測定を行うことが原則となっています．一方，語音明瞭度の測定では 57-S 語表を用います．測定音圧レベルは，非装用時が平均聴力レベル＋30dB，装用時が 60dBHL を目安とします．

② **評価方法**

　語音明瞭度曲線の測定では，小さめの音圧から 70 または 80dB までの広い範囲で良好であり，音圧の上昇とともに明瞭度が低下しないことが望ましいとされています．また検査範囲内で装用時の最良の語音明瞭度が非装用時に比べて 15％以上低下していれば，適合不十分と判定します．

　一方，語音明瞭度の測定では，装用時の明瞭度が非装用時と比べて＋10％を超えていれば適合良好，±10％は適合許容，−10％以上は適合不十分と判定します．

【検査の説明】❷ 環境騒音の許容を指標とした適合評価（以下，騒音許容評価とする）

　環境騒音下で補聴器を装用して日常会話を聴取する際に，環境騒音が会話音聴取の妨げとなって補聴器が使用できないことがないかを評価します．

① 測定方法

　朗読音と環境騒音を同時に聴取させ，被験者の主観的印象を「補聴器を使用できる」または「補聴器装用するのが困難である」のいずれかで回答させます．朗読音の提示音圧は65dBとし，各条件 (SN 比＋15dB，10dB，5dB) で評価を実施します．朗読音自体のレベルが小さすぎて聴取困難な場合は，被験者が朗読音を快適に聴取できるレベルで検査を行ってもよいとされています．

② 評価方法

　「補聴器を使用できる」と回答が得られたら，環境騒音の許容に関して補聴器が適合していると判定します．環境騒音のために「補聴器を装用するのが困難である」との回答なら，補聴器は適合不十分と判定して補聴器の再調整を行います．また再調整後にこの評価で適合を得ていても，静寂下で語音明瞭度が低下していないことを再確認する必要があります．

コラム補-1　　　　　　　　　　　　　　　　　　　　　　　　　　　マニアック

初回調整時に環境騒音を指標とした適合評価を行う意義

　環境騒音を指標とした適合評価は，補聴器適合検査の指針 (2010) の必須検査項目のうちの1つとされています（補章）．この検査を初回調整時に実施した場合，調整が適切でも補聴器からの音に慣れていないために不適合となる可能性があります．そのため，初回調整時にこの検査の適合／不適合を判断すべきではないでしょう．ただ，この検査を初回調整時に行うメリットもあります．

　補聴器適合にうるささや響き感などの不快感に関する訴えはつきものです．不快感は装用を継続することで減少していきますが，患者はこの変化に対して無自覚であることがほとんどです．そのため，調整が進んでも不快感が残ると，そのことを不満に思う患者さんも少なくありません．この不快な音に対する慣れの変化を，説明だけで患者さんに理解させることは至難の業です．この時，役に立つのが環境騒音の許容を指標とした適合評価で，この検査により補聴器からの音に対する慣れを数値化することができます．これを初回調整時と初期調整終了時に測定して数値の変化を示せば，患者さんは納得し，理解します．「今後も装用を継続することでさらに慣れるのでは？」とモチベーションが上がるケースもあり，初回調整時に評価を行っておくことは後につながり有用です．

2 補聴器の調整状態を確認するための検査

参考検査項目の❸実耳挿入利得の測定（鼓膜面音圧の測定，以下実耳測定とする），❺音場での補聴器装用閾値の測定（ファンクショナルゲインの測定，以下 FG 測定とする），❻補聴器特性図とオージオグラムを用いた利得・装用閾値の算出（以下特性図とする）は，いずれも補聴器の利得や出力などの調整状態を確認するための検査方法と言えます（**図補 -1**）．デジタル補聴器はコンピューターで調整を行いますが，その調整画面で確認できることは，補聴器からどのような音を出すかという調整の設定状態であり，実際に出ている音を確認するものではありません．調整した補聴器からどのような音が出るのかを確認するのが'特性図'，補聴器から出た音がどのように鼓膜面上に届くか，耳栓や患者の耳の形状が加味された補聴器の音を確認できるのが'実耳測定'，最終的に補聴器の音が脳に届いて，患者がどのぐらい聞こえているのか確認できるのが'FG 測定'です．

これらのことを考慮しますと，コンピューターの調整画面はあくまでも'補聴器の出力設定'であり，これでは調整が適切かは確認できません（調整画面上では利得・出力が適切でも，特性図を確認するとそのとおりに音が出ていないことはよくあります．例：レシーバーの故障，など）．理想をいえば，患者が実際にどのくらい聞こえているかを確認できる FG 測定を調整の度に行うとよいでしょう．しかし，実際には毎回検査する労力と患者にかけるコストを考えると，最も簡便な特性図を基本として適宜 FG 測定を行い，カプラ利得と装用利得が合っているかを確認するのが妥当と思われます．

図補 -1 補聴器調整のための各検査

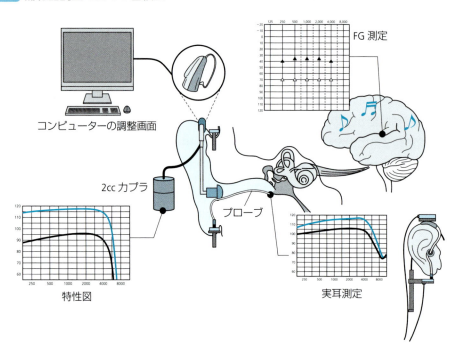

一方，利得を確認するのはこの方法でよいのですが，大きな音の出力（90dB 入力における出力など）は FG 測定では確認できません．これは特性図で確認することになりますが，ベントの影響で特性図が参考にできないオープンフィッティングでは実耳測定を用います．実耳測定では通常 2cc カプラでは測定できないオープンイヤゲインの測定も可能であり，調整に加味することもできます．具体的には，特性図と実耳挿入利得に乖離が起きるオープンフィッティング症例，例えば FG 測定や特性図にてハーフゲイン程度だがうるさくて装用することができないという症例に，実耳測定で 90dB 入力時の出力を確認します．ただ実耳測定は，その都度プローブを鼓膜面近くに留置するなどの測定の煩雑さと，高い測定精度を維持するためには習熟が必要であり，日常診療で頻用するのは難しいという問題があります．

　また，FG 測定の検査精度に問題がありそうな場合も，実耳測定が有用です．例えば，左右差の大きい一側性難聴の補聴耳の音場検査では，良聴耳を十分にマスキングできない可能性があり，FG 測定と実耳測定の結果を比較して調整に役立てることができます．

【検査の説明】❸ 実耳挿入利得の測定（鼓膜面音圧の測定）

　スピーカーから一定の入力音を提示し，鼓膜面付近における装用時・非装用時の音圧レベルの差（実耳挿入利得）を周波数別に測定します．

① 測定方法

　この検査には，プローブチューブマイクロホンによる測定が可能な補聴器特性測定装置が必要となります．検査機器ごとに推奨される配置にし，校正を行います．検査音は純音，震音，複合音などの選択が可能であり，通常は 60dBSPL で実施します．またプローブは鼓膜から 6mm 以内に配置し，装用時の測定ではプローブの先端が音孔より 5mm 以上離れていることが推奨されています．

　実耳挿入利得は測定装置の使用手順に従って，まず実耳裸耳レスポンス（Real-Ear Unaided Response; REUR）または検査音の音圧レベルを引いた実耳裸耳利得（Real-Ear Unaided Gain; REUG）を測定します．その後，補聴器を装用した状態で実耳補聴レスポンス（実耳補聴レスポンス，Real-Ear Aided Response; REAR）または検査音の音圧レベルを引いた実耳補聴利得（Real-Ear Aided Gain; REAG）の周波数レスポンスを測定します．最後に実耳補聴レスポンスから実耳裸耳レスポンスを引くか，実耳補聴利得から実耳裸耳利得を引いて，実耳挿入利得（Real-Ear Insertion Gain; REIG）を算出します．

② 評価方法

　気導聴力閾値から実耳挿入利得を引くことで装用閾値が推定できます．

③ 検査の注意点

　実耳挿入利得の測定は被験者の応答を必要としないため，被験者の反応に由来する誤差は生じにくい利点があります．しかし，測定時に頭部を動かされてしまうとスピーカーからの距離に誤差が生じてしまうため，正確な測定を行うには頭部を固定する必要があります．またプロー

ブの留置や補聴器を装用させる際にプローブの位置がずれる危険性がありますので検査には習熟が必要となります．しかもプローブの留置は医師しか行うことができないため，診察の合間にこれを行う必要が出ますので，医師の負担が大きい検査です．

コラム補-2　　　　　　　　　　　　　　　　　　　　豆知識

カプラ測定と実耳測定の違い

補聴器周波数特性を測定する際には，外耳道容積を疑似的に作り出した2ccカプラや疑似耳を使用します．これらを用いることで鼓膜面上に到達しているであろう音圧レベルを算出できます．ただし2ccカプラや疑似耳はあくまで疑似的なものなので，実耳で鼓膜面上に到達する音圧レベルとは異なります．実耳で鼓膜面上に到達する音圧レベルは，実耳測定装置（図）を用いることで測定することができます．しかし，正確な測定には測定手技の習熟と長い測定時間が必要となるため，日常診療で頻回に行うのは現実的ではありません．特性図の測定は，正しい手技を覚えれば短時間で測定することが可能ですので，これが日常診療において一般的に用いられるようになっています．

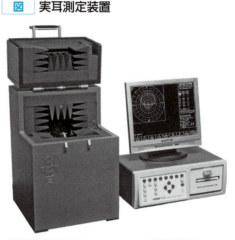

図　実耳測定装置

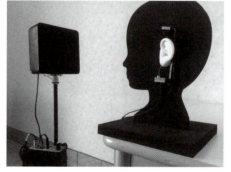

【検査の説明】❺ 音場での補聴器装用閾値の測定（ファンクショナルゲインの測定）

補聴器装用閾値の測定は，調整した補聴器により音がどの程度聞き取れるようになったかを確認するものです．非装用時閾値も合わせて測定することで，ファンクショナルゲインを確認することもでき，適正な増幅が行えているかを確認できます．

① 測定方法

検査では震音または狭帯域雑音を用い，音場で非装用時閾値と装用閾値の測定を行います．測定の手順は純音聴力検査に準じて行い，基本的に250〜4000Hzまでの5周波数の測定を行います．ただし，高音急墜型などではハーフオクターブも測定しておくと，より細かな調整の参考になりますので便利です．

② 評価方法

　ファンクショナルゲインが聴力レベルの半分（ハーフゲイン），または 1000Hz の装用閾値が 35dBHL 以内であれば適合となります．低音域はハーフゲインより少なくてよいとされ，高音域は補聴器の性能上ハーフゲインが得られない場合があるとされています．

【検査の説明】❻ 補聴器特性図とオージオグラムを用いた利得・装用閾値の算出

　補聴器特性図（出力）から換算式を利用して装用閾値および最大出力を簡易的に推定し，オージオグラム上で補聴器が適合しているかの判断ができます．

① 測定方法

　この推定値の算出には純音聴力検査と補聴器特性図の測定が必須です．最大出力の適不適の判断までを行いたい場合には，不快閾値検査も行っておくとよいでしょう．

② 評価方法

　装用閾値の推定値は，特性図で算出した利得（69 〜 70 頁参照）に**表**の補正値を加算すれば算出することができます．'ハーフゲイン，水平＆なで肩'に対する過不足を考えるとよいでしょう．最大出力については 90dBSPL 入力時の特性曲線の値が目安になります．不快閾値を測定しておけば，それを大幅に超えていないかなどを確認することができます．

表 挿入利得算出のための補正値（裸耳利得を減算し，ヒトの耳と 2cc カプラの感度差を加算した値）					
周波数（Hz）	250	500	1000	2000	4000
裸耳利得（dB）	0	1.5	2.5	12.0	14.5
ヒトの耳と 2cc カプラの感度差（dB）	3.5	4	5.5	8.5	9.5
補正値（dB）	3.5	2.5	3	−3.5	−5.0

3 その他の検査

　適合検査指針の❹挿入形イヤホンを用いた音圧レベル（SPL）での聴覚閾値・不快レベルの測定については当科では施行していません．この検査は SPL で測定するために，結果を補聴器特性曲線と直接比較ができる点で有利です．この検査により測定した聴覚閾値や不快レベルを目安に調整をする方法をとる場合に使用するのが望ましいと考えます．

　適合検査指針の❼雑音を負荷したときの語音明瞭度の測定については，検査の煩雑さや必要とする時間を考慮すると，全ての患者に行うことは現実的ではありません．非装用時の最良の語音明瞭度が 50% 以下の症例には，そもそも施行する意味がないといえます．臨床上有用と思われるケースは，例えば，片耳装用と両耳装用の効果の比較や，雑音抑制や指向性など補聴器の機能を比較する場合，比較的言語聴取が良好な補聴器装用例（一側性難聴や軽度難聴），などに適宜施行するのが現実的でしょう．

質問紙は唯一の自覚的評価法です．装用前と初期調整後（3カ月後）に行うのがよいでしょう．当科では自覚的評価として特に満足度の評価を重要視してフィッティングを行っています．

【検査の説明】❹ 挿入形イヤホンを用いた音圧レベル（SPL）での聴覚閾値・不快レベルの測定

補聴器の利得や出力音圧レベルは SPL で測定したものであるため，音圧レベル（SPL）で測定した聴覚閾値や不快レベルは，SPL オージオグラム上で直接的に比較や評価ができて便利です．また挿入形イヤホンを用いた測定はヘッドホン測定と比べ，外耳道の変形なく測定ができることや，ヘッドホンが装着しにくい頭の小さな子どもでも測定することができるといった利点があります．ただこれには SPL 測定が可能なオージオメーターが必要になります．

● 評価方法

会話音の音圧レベルは 60 ～ 70dBSPL にあるとされていますので，それらが入力された際の出力が聴覚閾値を超えれば適合と判定します．反対に 70dBSPL 入力時の出力が聴覚閾値を下回る場合には適合不十分と判定します．

【検査の説明】❼ 雑音を負荷したときの語音明瞭度の測定

難聴者は雑音下において聴取困難となるケースが多くあります．そのため装用下で雑音を負荷した状態で語音明瞭度の測定を行い，騒音がないときの語音明瞭度が保たれているか評価します．

① 測定方法

検査語表は 57-S 語表を用います．測定音圧は語音明瞭度測定で用いた音圧，または最良の語音明瞭度が得られた音圧で行います．測定は検査音圧を変えずに，SN 比＋10dB の加重不規則雑音を負荷した時と，付加していない時の語音明瞭度を求めます．

② 評価方法

非装用時の最良の語音明瞭度と，静寂下における装用時の最良の語音明瞭度を比較して ±10％ 以内であることをまず確認します．その上で静寂下と雑音負荷時における装用時の最良の語音明瞭度を比較して 20％ 以上の低下が生じていれば不適合とします．

【検査の説明】❽ 質問紙による適合評価

補聴器の装用前後に質問紙を用いることで，装用効果に対する患者の主観的な評価を行います．補聴器適合検査の指針（2010）では，日常生活で語音や環境音を聴取する具体的な状況を設定した 10 項目の質問を 5 段階評価で回答する方法を紹介しています．

当科で用いている問診票を参考資料として載せました（179-180 頁）．参考にしてみて下さい．

参考資料（当科で使用している問診票）

記入日　平成　　年　　月　　日

問診票（初診時）

氏名：　　　　　　　　　　（　　歳）性別：男・女　職業：

1. 難聴によって不自由していることは何ですか？□の中にチェックを入れて下さい（複数回答可）．
   - □ 1対1の会話　□ テレビ　□ 電話　□ 複数名での会話　□ 人ごみの中での会話
   - □ 授業・会議　□ 講演会　□ 音楽　□ ことば以外の音（例：呼び鈴，警報音等）
   - □ 運転　□ 方向感・距離感　□ その他：

2. 補聴器外来を受診したきっかけは何ですか？□の中にチェックを入れて下さい（複数回答可）．
   - □ 自らの希望　□ 家族のすすめ　□ 医師のすすめ　□ 友人のすすめ　□ その他：

3. 現在（補聴器をつけていない時）の状態について，以下の横線にそれぞれ一箇所ずつ印をつけて下さい．

   1) 難聴によってどのくらい精神的苦痛を感じていますか？
      ├─────────────────────────────┤
      全く感じない　　　　　　　　　　　　　　　　非常に強く感じる

   2) 難聴によって生活にどのくらい不自由を感じていますか？
      ├─────────────────────────────┤
      全く不自由していない　　　　　　　　　　　非常に不自由している

   3) 難聴によって1対1の会話にどのくらい不自由を感じていますか？
      ├─────────────────────────────┤
      全く不自由していない　　　　　　　　　　　非常に不自由している

   4) 難聴によって集団での会話にどのくらい不自由を感じていますか？
      ├─────────────────────────────┤
      全く不自由していない　　　　　　　　　　　非常に不自由している

   5) 難聴によって雑音の中での会話にどのくらい不自由を感じていますか？
      ├─────────────────────────────┤
      全く不自由していない　　　　　　　　　　　非常に不自由している

   6) 難聴によってどこから音が鳴ったか判断するのにどのくらい不自由を感じていますか？
      ├─────────────────────────────┤
      全く不自由していない　　　　　　　　　　　非常に不自由している

   7) 補聴器を装用することをどのくらい強く希望していますか？
      ├─────────────────────────────┤
      全く希望していない　　　　　　　　　　　　非常に強く希望している

その他希望等があればお書き下さい（自由記載欄）

参考資料（当科で使用している問診票）

問診票（再診時）

氏名：　　　　　　　　　　　（　　歳）性別：男・女　職業：

1. 補聴器の使用時間はどのくらいですか？（1日あたり　　　　時間）

2. 補聴器をしても不自由していることは何ですか？□の中にチェックを入れて下さい（複数回答可）．
   - □ 1対1の会話　□ テレビ　□ 電話　□ 複数名での会話　□ 人ごみの中での会話
   - □ 授業・会議　□ 講演会　□ 音楽　□ ことば以外の音（例：呼び鈴，警報音等）
   - □ 運転　□ 方向感・距離感　□ その他：

3. 補聴器をつけている時の状態について，以下の横線にそれぞれ一箇所ずつ印をつけて下さい．

   1) 難聴によってどのくらい精神的苦痛を感じていますか？
      ├─────────────────────────────┤
      全く感じない　　　　　　　　　　　　　　　　　　非常に強く感じる

   2) 難聴によって生活にどのくらい不自由を感じていますか？
      ├─────────────────────────────┤
      全く不自由していない　　　　　　　　　　　　　　非常に不自由している

   3) 難聴によって1対1の会話にどのくらい不自由を感じていますか？
      ├─────────────────────────────┤
      全く不自由していない　　　　　　　　　　　　　　非常に不自由している

   4) 難聴によって集団での会話にどのくらい不自由を感じていますか？
      ├─────────────────────────────┤
      全く不自由していない　　　　　　　　　　　　　　非常に不自由している

   5) 難聴によって雑音の中での会話にどのくらい不自由を感じていますか？
      ├─────────────────────────────┤
      全く不自由していない　　　　　　　　　　　　　　非常に不自由している

   6) 難聴によってどこから音がなったか判断するのにどのくらい不自由を感じていますか？
      ├─────────────────────────────┤
      全く不自由していない　　　　　　　　　　　　　　非常に不自由している

   7) 補聴器の全体としての満足度はいかがですか？
      ├─────────────────────────────┤
      非常に不満　　　　　　　　　　　　　　　　　　　非常に満足

4. 貸し出し期間中において，いつの時点で補聴器を購入したいと考えましたか？（　　　週目頃）

5. 補聴器を装用したことによって，難聴による精神的苦痛はどうなりましたか？答えを○で囲んで下さい．
   { 悪化した ／ 変化なし ／ やや軽くなった ／ 軽くなった ／ ほとんど無くなった }

6. 補聴器を装用したことによって，難聴による生活の不自由はどうなりましたか？答えを○で囲んで下さい．
   { 悪化した ／ 変化なし ／ やや軽くなった ／ 軽くなった ／ ほとんど無くなった }

その他希望等があればお書き下さい（自由記載欄）

文献一覧

1) 新田清一:補聴器フィッティングのABC. 耳鼻咽喉科・頭頸部外科 87, 302-309, 2015
2) 新田清一:【補聴器に関するQ&A-診療所における対応-】補聴器適合前に必要なことは？これだけは実施しておきたい検査と説明 成人の場合. ENTONI 144, 43-48, 2012
3) 新田 清一, 鈴木 大介:【聴覚に関する検査の読み方－ここがポイント－】補聴器適合検査. ENTONI 169, 78-86, 2014
4) 新田清一, 鈴木大介:【補聴器と人工内耳 最近の進歩と将来展望】補聴器の最新知見 補聴器外来の実態と将来のあるべき姿病院の補聴器外来. JOHNS 24, 1328-1332, 2008
5) 鈴木大介, 新田清一, 岡崎宏, 他:当科補聴器外来における比較試聴システムの試み. Audiology Japan 57, 181-188, 2014
6) 鈴木大介, 新田清一, 岡崎宏, 他:当科補聴器外来における『両耳/片耳装用の比較試聴』の試み. Audiology Japan 52, 441-442, 2009
7) 岡崎宏, 新田清一, 鈴木大介, 他:補聴器の初期調整時の装用時間と音に対する慣れの検討. Audiology Japan 57, 71-77, 2014
8) 上野恵, 鈴木大介, 岡崎宏, 他:オープンフィッティング型補聴器における耳栓の効果に関する検討～耳栓の特徴について～. Audiology Japan 53, 545-546, 2010
9) 鈴木大介, 新田清一, 上野恵, 他:オープンフィッティング型補聴器における耳栓の効果に関する検討～耳栓の適応範囲について～. Audiology Japan 53, 547-548, 2010
10) 上野恵, 鈴木大介, 岡崎宏, 他:オープンフィッティングにおける耳栓の特徴に関する検討. Audiology Japan 54, 473-474, 2011
11) 鈴木大介, 新田清一, 上野恵, 他:オープンフィッティングにおける耳栓の適応に関する検討. Audiology Japan 54, 475-476, 2011
12) 上野恵, 鈴木大介, 岡崎宏, 他:オープンフィッティングにおいて起こりうる問題とその対処法の検討～他機関における補聴器購入者の調整経験をもとに～. Audiology Japan 55, 519-520, 2012
13) 鈴木大介, 新田清一, 太田真未, 他:当科の初期調整における雑音に対する慣れの変化. Audiology Japan 57, 405-406, 2014
14) 西山 崇経, 新田 清一, 鈴木 大介, 他:補聴器装用者の満足度に関わる要因の検討. Audiology Japan 57, 189-194, 2014
15) 鈴木大介, 新田清一, 太田真未, 他:必須検査項目で適合した補聴器装用者の主観的評価の検討. Audiology Japan 58, 317-318, 2015
16) 鈴木大介, 新田清一, 岡崎宏, 他:一側性難聴患者に対する補聴器装用の試み. Audiology Japan 55, 543-544, 2012
17) 鈴木大介, 新田清一, 岡崎宏, 他:一側性難聴患者に対する補聴器装用の試み～音源方向覚に関する検討～. Audiology Japan 56, 443-444, 2013
18) 南修司郎, 鈴木大介, 岡崎宏, 他:一側性難聴耳の補聴器適合検査における遮音方法の検討～裸耳と装用閾値の実例の検証. Audiology Japan 56, 439-440, 2013
19) 西山 崇経, 新田 清一, 鈴木 大介, 他:一側性難聴耳の補聴器適合検査における簡便な遮音方法の検討～耳栓とイヤーマフを用いた遮音方法について. Audiology Japan 59, 232-237, 2016
20) 斎藤真, 新田清一, 鈴木大介, 他:補聴器診療における定期的・長期的な聴覚管理の意義について. Audiology Japan 58, 660-665, 2015
21) 小寺一興:補聴器フィッティングの考え方〈改訂第3版〉 診断と治療社, 2010
22) 小寺一興:補聴の進歩と社会的応用 診断と治療社, 2006
23) 小寺一興:聴覚に関わる社会医学的諸問題「補聴器フィッティングの現状と将来の課題」. Audiology Japan 57, 127-134, 2014
24) 真壁敏毅, 神田幸彦, 白石君男, 他:補聴器適合検査の指針(2010). Audiology Japan 53, 708-726, 2010

おわりに

　「補聴器は何台も持っているのですが，着けても話が全く聞き取れないんです」
　これは本日初診でかかられた患者さんのご家族の声です．患者さんは自身の難聴のことで受診されたにもかかわらず，どうせ聞き取れないと会話への参加を諦めており，全て家族任せ．残念ながらこれは補聴器外来でよく目にする光景です．

　最近では高性能なデジタル補聴器が一般的となり，デジタル技術を利用した様々な処方式が開発されています．それにも関わらず，「1台50万円もする補聴器を買ったのに，家族との会話もままならない」，「何回も調整してもらったのに話も聞き取れず，テレビはいつも字幕で見ています」など，最新の補聴器を購入したものの，その効果に不満を感じて受診される方はあとを絶ちません．この原因の一つに，補聴器を患者さんに活かす適用方法が確立されていないことがあると思います．「補聴器は高性能になったけれど，どのように患者さんに活かせば良いかが分からない．」「どのようなプロセスを辿れば，患者さんが補聴器装用を継続でき，十分な装用効果が得られるのか分からない．」このように悩みながら日々診療を行っている臨床家も少なくないでしょう．また，そのノウハウに焦点を当てた教科書もないため，各施設で試行錯誤しているのが現状です．

　私たちもまた日々患者さんと向き合い，どうしたら難聴で困っている患者さんを幸せにできるのか，より良い補聴器の適用方法を模索してきました．その結果，現在では当科を受診した患者さんの9割以上が，補聴器適合検査の適合基準を満たした上で補聴器を購入し，その多くが常用しています．本日受診された先の患者さんも，初回調整を行うだけで見違えるように会話ができるようになりました．これから診察と調整を繰り返していくことで，さらに装用効果を高めていくことができることと思います．

　本書には，患者さんにとって'なくてはならない補聴器'とするために私たちが行っている方法に加え，日々の実地臨床で得た経験や議論を重ねて考え出した工夫を余すところ無く詰め込みました．私たちの方法は，医療者には多くの労力と時間，そして熱意を必要としますが，誰が行っても一定の成

果が期待できる着実な方法といえます．しかし，患者さんにもまた多くの時間と手間が必要となるため，多忙な患者さんやご高齢の方にとっては決してやさしい方法ではないというご批判もあり，まだまだ改善の余地があります．本書を読まれた先生方がこの方法を叩き台として，患者さんと医療者の双方にとってより効率的で効果的な方法へと発展させて頂くことを強く望んでいます．私たちも継続して最善の方法を追い求め，補聴器診療に携わる方々と切磋琢磨しながら，共に日本の補聴器診療の向上に貢献することができましたら，この上ない喜びです．

2016 年 8 月

済生会宇都宮病院 耳鼻咽喉科 **鈴木大介**

謝辞

　執筆開始から2年余り，試行錯誤を経ながらようやく本書を出版することとなりました．ここまで辿り着くことができたのも，数多くの素晴らしい出会いと多くの方々からいただいたご指導・ご支援のおかげです．この場を借りて，厚く御礼申し上げます．

　聴覚臨床に携わるようになって，その基礎からご指導いただいた，慶應義塾大学医学部耳鼻咽喉科学教室前教授の神崎仁先生，前准教授の井上泰宏先生，Sint-Augustinus Hoptital の Professor Erwin Offeciers，筑波大学大学院人間総合科学研究科教授の廣田栄子先生，国際医療福祉大学成田保健医療学部教授の城間将江先生，国際医療福祉大学保健医療学部言語聴覚学科准教授の小渕千絵先生，川崎医科大学附属川崎病院の黒住司尾子先生に心から感謝申し上げます．

　日々の補聴器診療に熱心に取り組み，学会や研究会などで鋭いご指摘や大変参考となるアドバイスを送ってくださった，耳鼻咽喉科神田E・N・T医院　神田幸彦先生，国立障害者リハビリテーションセンター　森浩一先生，石川浩太郎先生，帝京大学医学部附属溝口病院耳鼻咽喉科　白馬伸洋先生，三瀬和代先生，名古屋第一赤十字病院耳鼻咽喉科　柘植勇人先生，加藤大介先生，三宅杏季先生，国立病院機構東京医療センター耳鼻咽喉科　南修司郎先生，加藤秀敏先生，佐野厚生総合病院耳鼻咽喉科　大久保啓介先生，木村敦子先生，高久朋枝先生，小内知子先生，横浜市立市民病院耳鼻咽喉科　西山崇経先生，慶應義塾大学医学部耳鼻咽喉科学教室　大石直樹先生，リオン株式会社　石田大司様，原田耕太様に感謝申し上げます．

　共に当科の補聴器診療を作り上げた同志である診療スタッフ（坂本耕二先生，齋藤真先生，野口勝先生，藤田紘子先生，石川徹先生，上野真史先生，鈴木成尚先生，鈴木麻衣子先生，中山梨絵先生，岡崎宏先生，上野恵先生，太田真未先生，堀田菜都未先生，藤田航先生，荻野真紀先生，草野真理様，菅谷泰子様，菊地美香様，杉田千絵様，安達由美子様，岡崎美沙子様，神田瑞季様，武渕聡美様，高内綾様，降旗真紀様，後藤永房様，高堀厚典様，岩館和則様）に感謝いたします．

　また，お忙しい中，本書の監修を快く引き受けて下さった慶應義塾大学医学部耳鼻咽喉科学教室教授の小川郁先生には，駆け出しの頃から現在に至るまで，長きにわたってたくさんのご指導とご支援をいただきました．ここに深謝いたします．

　最後に，本書の出版についてご推薦いただいた横浜市立みなと赤十字病院　新井基洋先生，出版にご尽力いただいた中外医学社企画部の五月女謙一様に感謝申し上げます．

新田清一　鈴木大介

索引

アコースティックダンパー　99
圧縮　71, 88
圧縮率　72, 81
イヤモールド　89, 93, 95
オープン型　30, 38
オープンドーム型耳栓　　89, 93, 95, 97
オープンフィッティング　89
型式　27, 30
片耳装用　51, 53
カナル　35
器種　27
器種選択　40
語音明瞭度曲線　7, 57, 140
最大出力　73
最大出力制限　73, 88
再調整　55, 111
雑音抑制　41
雑音抑制機能　43
指向性　41
指向性機能　45
出力　2
常用　20, 22, 26
初回調整　55, 83, 108
シングル型　93, 95
装用指導　109
装用練習　109
ダブル型　93, 95
ダンパー　42, 46, 82, 98
チャンネル　42
チャンネル数　40, 41, 42, 46
チューリップドーム型　93, 95

聴覚リハビリテーション　1, 17
特性曲線　69
特性図　69
ニーポイント　72
ハーフオクターブ　87
ハウリングキャンセラー　38
ハウリング抑制　41
ハウリング抑制機能　44
バンド　42
比較試聴システム　47
ファンクショナルゲイン　7, 58, 59, 62, 63, 65, 108, 140
フルサイズ　35, 36
ポケット型　30, 37
補聴器周波数特性装置　69
マイクロモールド　34
密閉型　93, 95
耳あな型　30, 35
耳掛け型　30, 31
耳掛け型オープンフィッティング　　30
耳栓　92, 95
利得　2, 87
両耳装用　51
両耳装用の除外基準　16

$2\,\mathrm{cm}^3$ カプラ　70
CIC　35
IIC　35, 37
Receiver in canal　31, 33
RIC　33, 34

著者

新田清一（しんでん・せいいち）

済生会宇都宮病院 耳鼻咽喉科診療科長 兼 聴覚センター長

慶應義塾大学医学部卒業，同大学医学部耳鼻咽喉科学教室入局
　同教室 助手，横浜市立市民病院耳鼻咽喉科 副医長などを経て
2004 年～　済生会宇都宮病院耳鼻咽喉科 診療科長
2010 年　ヨーロッパ（ベルギーのセント・アウグスティヌス・ホスピタルなど）
　　　　　にて臨床留学
2016 年～　済生会宇都宮病院 聴覚センター長

慶應義塾大学医学部耳鼻咽喉科学教室 客員講師，日本耳科学会 代議員，日本聴覚医学会代議員，日本耳鼻咽喉科学会 栃木県補聴器キーパーソンなどを兼務．
専門は，聴覚医学（耳鳴り，補聴器など），耳科学（中耳手術，人工内耳診療など）．
主著に『耳鳴りの 9 割は治る』（マキノ出版，2014 年）．

鈴木大介（すずき・だいすけ）

済生会宇都宮病院　耳鼻咽喉科　言語聴覚士

国際医療福祉大学保健学部卒業，
国際医療福祉大学大学院保健医療学修了
在学中に廣田栄子教授（現、筑波大学大学院人間総合科学研究科教授）、城間将江教授（現、国際医療福祉大学成田保健医療学部教授）に師事し、補聴器・人工内耳臨床について学ぶ．

2006 年～　済生会宇都宮病院耳鼻咽喉科入職　現在に至る

専門は，聴覚医学（補聴器、耳鳴り、人工内耳など）

監修者

小川　郁（おがわ・かおる）

慶應義塾大学医学部耳鼻咽喉科学教室 教授・診療部長

慶應義塾大学医学部卒業，同大学医学部耳鼻咽喉科学教室 助手，
米国ミシガン大学クレスギ聴覚研究所 研究員などを経て
1995 年　慶應義塾大学医学部耳鼻咽喉科学教室 専任講師
2002 年～　慶應義塾大学医学部耳鼻咽喉科学教室 教授・診療部長

日本耳鼻咽喉科学会 専門医・副理事長，日本気管食道科学会 専門医・常任理事，日本聴覚医学会 理事，日本耳科学会 理事長，日本頭蓋底外科学会 理事，国際聴覚医学会 理事，アジアオセアニア頭蓋底外科学会 理事などを兼務．
専門は，聴覚医学，耳科学，頭蓋底外科

ゼロから始める補聴器診療 ⓒ

発　行	2016 年 10 月 25 日	初版 1 刷
	2018 年　5 月 30 日	1 版 2 刷
	2024 年 10 月 20 日	1 版 3 刷

著　者　新田清一
　　　　鈴木大介

監　修　小川　郁

発行者　株式会社　中外医学社
　　　　代表取締役　青木　滋

〒 162-0805　東京都新宿区矢来町 62
　　電　話　03-3268-2701(代)
　　振替口座　00190-1-98814 番

組版 /(株)月・姫　　　　　〈KS・MU〉
印刷・製本/横山印刷(株)　　Printed in Japan
ISBN978-4-498-06272-6

JCOPY 〈(社)出版者著作権管理機構 委託出版物〉

本書の無断複製は著作権法上での例外を除き禁じられています．複製される場合は，そのつど事前に，(社)出版者著作権管理機構（電話 03-5244-5088, FAX 03-5244-5089, e-mail: info@jcopy.or.jp）の許諾を得てください．